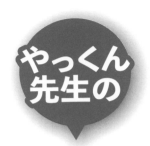

やっくん先生の
そこが知りたかった
中毒診療

～だから中毒診療はおもしろいんよ～

薬師寺 泰匡 著

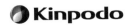 Kinpodo

はじめに

　皆さん、中毒診療はお好きでしょうか？　おそらく、中毒診療は、好きでたまらないという人か、苦手な人に分かれる分野ではないかと思われます。僕も初めて日本中毒学会の学術集会に参加した時、かなりマニアックな世界だなと感じたものです。一方で、日常診療において中毒はありふれており、普段使用している馴染み深い薬剤も、中毒起因物質となる可能性を秘めています。

　中毒診療については、おそらく大学などで講義を受ける機会がありますが、多くは比較的遭遇する頻度の高い薬毒物の話や、数少ない解毒薬や拮抗薬の話になるのではないかと思います。大事な知識ですが、普段研修医の指導をしている際に、実際に中毒診療をどのように行えばよいかということがイメージできている研修医は少なく、もう少しここの部分は補填する必要があるのではないかと感じておりました。要するに、自分自身が困ったこと、研修医が困っていることに対する回答が必要なのです。

「病歴聴取できない…」
「警察呼ぶの？　呼ばないの？」
「拮抗薬って覚えなきゃいけないの？」
「患者さん、暴れているやん！」

　このような困った経験を繰り返すうちに、多くの方は、中毒診療が嫌いになり、苦手意識を持つようになります。苦手だから手をつけたくないと避けていると、最終的に患者さんの不利益とな

りますので、なるべく多くの方に中毒診療に興味を持ってもらいたいという気持ちから生まれたのが本書です。中毒診療に苦手意識を持つ医師や研修医、そして、看護師、薬剤師にも、ぜひ読んでもらいたいです。

　中毒診療は複雑なものではなく、体系化された方法を身につければ対処できます。本書では、その方法を、できるだけわかりやすく伝えることに努めました。また、中毒診療の実務に役立つ"攻略本"のような書籍になることを目指し、正攻法から裏技的な方法まで紹介しました。

　この本のタイトルに、「だから中毒診療はおもしろいんよ」とつけています。僕自身、本当におもしろいものだと感じています。読者の皆さんも、本書を読んで中毒診療に触れ、中毒診療がうまくいく楽しさを感じていただけたらと思います。

　もっと深めたいと思えば、果てしなく広がる中毒診療の世界を解説した良書がたくさんありますので、この本をきっかけにしていただければ幸いです。1人でも困っている医療従事者、そして患者さんが減りますよう、願いを込めて本書を贈ります。

2020年2月

薬師寺 泰匡

目次

第7章 支持療法を行う

第8章 行政との協力

図

イメージ図

第 1 章

中毒の話
基本原則

1-1

中毒診療は嫌われている?

　みなさん中毒診療はお好きですか?　中毒診療が好きだという医療従事者、僕は大好きです。しかし現実問題、大多数の人は中毒診療を嫌がります。大体の場合、中毒患者さんは意識障害があり、中毒物質の特定が困難で、特定できたとしても治療をどうしていいのやらという感じです。さらに意識がある患者さんは非協力的であったり、発言に信頼が置けなかったり、スムーズな診療が難しいものです。診察を拒否されたりすることもままあります。困りますよね?　いやほんと困るんですよ!　でも、そうやって困る経験を繰り返すと中毒診療が嫌いになってしまいます。ただですね、困るには理由があるのです。なぜ困ったことになるか、最も大きい理由は、やり方を知らないという点に尽きるのではないかと思います。やり方がわかるとなんでも楽しくなるものです。ドラゴンクエストだって、最初のスライムを倒せなかったらやる気を失ってしまいます。とにかく、中毒診療をどうやれば良いのか、一貫した方法、体系化された方法を知っておくだけで、苦手意識は払拭され、中毒診療を通して職業人としての達成感が得られるのです。中毒診療のやり方を知っていただき、ぜひ中毒診療にのめり込んでいただければと思います。この本は、大学や初期臨床研修ではあまり教えてくれない中毒診療のやり方や、中毒診療の実際について書かれた、ドラゴンクエストでいう攻略本みたいなものです。裏技的なものもありますので、そういうものを知っておくと正攻法とは違ったアプローチもできます。「裏技だけ教えてくれ」と言われてもダメです。表があるから裏があるのです。まずは正攻法を知りましょう。

+ 中毒診療には体系化されたやり方がある
+ 中毒診療には裏技も存在している

中毒診療はこれだけでいい

　中毒診療は何をやっていいのかわからないという人のために、最初に約束します。やるべきことは多くありません。たった7つのことを考えていただければそれで良いです。7つです。ドラゴンボールを集めるつもりで頑張りましょう。ドラゴンボールを集めるよりは簡単です。

中毒診療の攻略法2

+ 中毒診療は次の7つのことを考えて進める
　①ABCDEアプローチ
　②病歴聴取と身体診察（トキシドロームを参考に）
　③検査
　④除染・体外排泄を考える
　⑤あれば拮抗薬・解毒薬を使う
　⑥支持療法を行う
　⑦行政との協力をする

これら7つの項目を見て、具体的に何をするのかがイメージできた人には、多分この本は必要ないと思います。ここまで読んでいただいてありがとうございました。あとは折り紙にするかお仏壇にお供えしていただければ幸いです。「ABCDEアプローチって具体的になんやねん⁉」「トキシドロームって美味しいの⁉」「拮抗薬・解毒薬とか無限にあるんちゃうんか⁉」などと疑問が湧いてきた人は、ぜひこのまま読んでください。大丈夫です。難しくありません。一応7つの項目を順番に書いていきますが、気になるところから読んでもらってかまわないと思います。ただ、順番に読んだ方が実際の臨床に則しているので、特にこだわりがなければこのまま読み進めてください。

第2章

ABCDE アプローチ

2-1

「ABCDEアプローチ」とは?

　この言葉を聞いたことがある人も多いかもしれません。JATEC（Japan Advanced Trauma Evaluation and Care：外傷初期診療ガイドライン日本版）でも使われる「ABCDEアプローチ」です。外傷じゃないけど、中毒診療においても非常に役立ちますので、これをもとに診療を進めると良いです。

中毒診療の攻略法3

✦ ABCDE アプローチをしよう

A：Airway →気道

B：Breathing →呼吸

C：Circulation →循環

D：Dysfunction of CNS →意識障害

E：Exposure and Environmental control →脱衣と体温管理

　中毒患者さんはどうやって病院に来るのでしょうか？　救急搬送かもしれませんし、walk-inかもしれません。自分で「何かに曝露した」と言ってくれるかもしれませんし、意識障害があったり、原因物質への曝露を患者さんが認識しないままに中毒に陥ったりしているかもしれません。諸症状の原因が気になるところですが、中毒診療の一番大切なことは「死なせない」ということ、二番目に大事なことは「障害を残させない」ということ、三番目に大事なことは「二度と起こさせない」こと、そしてそれらを信じ抜くことです。大事マンブラザーズバンドみたいですね。まぁ原因がわかったところで患者さんが死んでしまっては意味がありません

し、何度も同じことを繰り返させては治療の甲斐がないわけです。とにかく、作戦は「いのちだいじに」です。どうすれば死なないかということを考えながら、何で死にそうになっているのかという原因検索を同時に進めます。

　どのように救命するかということを議論する上で重要なのが、生命維持機構の破綻に気がつくということです。人間は、気道を通して酸素を得て、呼吸により酸素を体内に取り入れ、循環により全身に酸素を行き渡らせ、これらを神経系がコントロールしてという、一連のサイクルにより生命維持をしています。どこかが破綻してしまうと生命維持ができなくなるのです。ABCDEアプローチは、この生命維持機構の破綻がないかどうかを順番に評価し、破綻しかけている場合は即時介入するというプロセスです。「防ぎ得た死 = preventable death」は、救急医がとにかく減らしたいと願い、日々向き合っている問題です。外傷診療においては、「PTDを防げ」という言葉があります。「適切な処置を施せば助かると推定される外傷死亡 = PTD：preventable trauma death」、これを何としても減らしたいという気持ちが生んだスローガンです。今回は、防ぎ得た中毒死という意味で、「preventable toxic death = PTD」という言葉を共有しましょう。中毒診療においても「PTDを防げ」というわけです。なお中毒患者さんで意識障害を伴っている場合は、常々外傷の有無は考えておかねばなりません。意識消失して転倒しており、頭部打撲したり、頸髄損傷を伴っていたり、内臓損傷を伴っていたりということがマスクされるのです。

A（Airway：気道）へのアプローチ

　気道管理は全ての救急診療において重要です。何せ気道が閉塞すると、人間数分で心停止に至ってしまいます。みなさんおなじみの急性アルコール中毒（お酒の飲み過ぎ）でも、意識障害が進み、舌根沈下していたり、嘔吐がひどく窒息したりしてしまいそうになることもあります。このような時は、気道確保が必要です。下顎挙上や口腔内異物除去（吸引）といった方法で気道開通ができれば良いですが、下顎を持ち上げ続けるわけにもいかないので、舌根が落ちている時には経鼻エアウェイなどの気道デバイスを用いることになります。こうしたデバイスを用いても気道確保が難しかったり、嘔吐誤嚥リスクが高かったりすると、気管挿管の適応となります。中毒物質により嘔吐中枢が刺激されることはよくあることですし、意識障害に陥ることもよくあることです。気管挿管の閾値は下げておいた方が良いです。後に述べる胃洗浄（→P.51）をする場合などは、必須です！　気道が担保されていない状況では、絶対に次のプロセスへは進まないというくらいの強い決意で臨んでください。

中毒診療の攻略法4

- ✦ まずは気道確保
- ✦ 確実な気道確保の方法として、気管挿管の閾値を下げておこう

B（Breathing：呼吸）へのアプローチ

　すでに嘔吐誤嚥してしまった場合や、ガスを吸入して肺臓炎※を起こしている場合などで、低酸素状態となることがあります。SpO_2モニターをつけて酸素飽和度を確認し、低酸素状態であれば酸素投与を行いましょう。そして、五感に頼った診察をしっかり行います。つまり、視診、聴診、触診、打診です。呼吸回数、呼吸様式（シーソー呼吸や陥没呼吸、呼気延長はないか）を見て、呼吸音を聴きます。そしてさらに触診と打診も行い、気胸、血胸、多発肋骨骨折などの外傷性の変化についても思慮しながら診察を進めていくとスムーズです。もし酸素投与だけで酸素化が保てない時には、人工呼吸サポートが必要になることもあるかもしれません。特に、例えばアルコール中毒などの場合、あまりに血中濃度が高まると呼吸抑制がかかり呼吸が止まることもあり得ます。このような場合は、人工呼吸器で強制的に換気を行わねばなりません。

※肺臓炎
あまり肺炎と肺臓炎との区別はされなくなってきましたが、基本的に肺炎（pneumonia）は感染症をもとにした肺の炎症を表し、肺臓炎（pneumonitis）はそれ以外を指します。化学性の肺炎、放射線肺炎、大量誤嚥（Mendelson症候群）は肺臓炎と呼ばれることが一般的です

中毒診療の攻略法5

+ 呼吸の担保を確認する！
+ SpO_2モニター、酸素投与、必要ならば人工呼吸！

　外傷の時と異なり、中毒診療においてはBへのアプローチの時

点で動脈血液ガス検査を行っておくことを個人的に推奨します。血糖値を一緒に見ておき、意識障害の鑑別に役立てることができる他、二酸化炭素や一酸化炭素といった、SpO_2モニターが教えてくれない重要な情報を教えてくれます。一酸化炭素中毒では、一酸化炭素とヘモグロビンの親和性があまりに強いため、ヘモグロビンから酸素を引っぺがして自らヘモグロビンにくっついて酸化ヘモグロビンとなります。見かけ上は酸化ヘモグロビン含有率が高くなり、低酸素にも関わらずSpO_2モニターは騙されて高値になります。これを見抜けるのは血液ガス検査しかありません。一酸化炭素中毒では、SpO_2が100%でも高濃度酸素や高圧酸素療法が必要です。

　よくパラコート中毒には高濃度酸素投与が禁忌であると言われます。パラコートは除草剤として用いられる物質で、細胞内に入ると電子伝達物質から電子を奪ってパラコートラジカルとなります。パラコートラジカルが酸化されて元のパラコートイオンに戻る際に活性酸素が生じ、DNAを破壊して細胞死に至らせるのです。これはそもそも除草剤として期待される効果そのものなのですが、人体でも同様のことが起こってしまうので、せめてこの反応を助長しないように高濃度酸素を投与しないでおきましょうということです。ただし低酸素状態で死なせてしまっては元も子もありませんので、パラコート中毒の場合も低酸素状態であれば必要十分な酸素投与を行ってください。

中毒診療の攻略法6

- ✦ 呼吸の評価は積極的に血液ガス検査も用いる
- ✦ パラコート中毒でも酸素が足りなければ必要十分量の酸素を投与する

2-4
C（Circulation：循環）へのアプローチ

　循環動態が安定しているかを確認するために、心電図モニターをつけて、血圧の測定をしつつ、脈をとり、末梢循環不全の徴候がないか診察します。循環不全、つまりショック状態であればすぐに対応をしなくてはなりません。JATECでは、ショックの早期認知のために"SHOCK"の頭文字に応じた診察を行うように指導をしています。

中毒診療の攻略法7

+ 循環の評価はSHOCKの頭文字で
  S：Skin　皮膚の冷感・湿潤はないか
  H：Heart Rate　徐脈・頻脈はないか
  O：Outer Breading　外出血はないか（外傷チェック）
  C：CRT（Capillary refilling time）　毛細血管再充満時間は
  　2秒以内か
  K：Ketsuatsu　血圧は維持されているか

　皮膚の湿潤や冷感がないか、頻脈はないか（中毒では徐脈も問題）、外出血はないか、毛細血管再充満時間は延長していないか（爪を白くなるまで5秒間圧迫し、離したあと2秒以内に赤みが戻るか観察）、血圧は保たれているか。どれか引っかかるなら、循環動態が破綻しかけているのかもしれません。早々に介入が必要です。ショックの徴候があるなら、細胞外液の点滴を行い、輸液に反応せず低血圧が続くなら、ノルアドレナリンなど、カテコラミンの投与を行う必要があります。血圧が下がっていなくてもショ

ックということはよくあることです。早期にショックを認知する
ためにも、なるべく多くの証拠を集めましょう。

　薬剤によっては不整脈を誘発するものもあります。循環動態不
安定な頻脈性不整脈であれば電気ショックを考えなくてはなりま
せんし、循環動態不安定な徐脈性不整脈であればペーシングを考
えなくてはなりません。ある程度時間的猶予がありそうであれば、
徐脈に対してはアトロピンの使用、心室性不整脈に対してはアミ
オダロンやリドカインなどの抗不整脈薬の使用を考えます。

　もし中毒物質が明らかになっている場合であれば、そちらの治
療が循環の維持につながりますが、初期治療に反応しない場合は、
透析での薬物除去や、体外循環装置を用いた循環サポートまで考
えなくてはならない場合もあり得ます。VA-ECMOへのアクセス
を確保しておくと、最悪の事態は避けられます。どこの施設でも
というわけにはいかないのが辛いところですが、危ない症例は早
期に転送を考えることも重要です。ジゴキシンやカルシウム拮抗
薬、β遮断薬の中毒などに対する、各論的な治療方法は後ほど解
説します（→P.59）。

中毒診療の攻略法8

+ ショックがあれば輸液やカテコラミンの使用をする
+ 徐脈や頻脈は薬物治療を試みる
+ 透析や体外循環サポートが必要になることもある

2-5

D（Dysfunction of CNS：意識障害）へのアプローチ

　外傷診療ではDのアプローチとして、GCS（Glasgow Coma Scale：グラスゴー・コーマ・スケール）※を用いた意識障害の評価をし、脳ヘルニアを起こして生命維持を困難にするような頭蓋内出血がないかということを確認していきます。

※GCS（Glasgow Coma Scale）
　1974年に英国のグラスゴー大学によって発表された意識障害の分類。開眼・言語・運動の3分野に分けて記録し、意識状態を評価する。点数が低いほど重症となる。正常は15点満点で深昏睡は3点。

開眼機能（Eye opening）「E」
　4点：自発的に、または普通の呼びかけで開眼
　3点：強く呼びかけると開眼
　2点：痛み刺激で開眼
　1点：痛み刺激でも開眼しない

言語機能（Verbal response）「V」
　5点：見当識が保たれている
　4点：会話は成立するが見当識が混乱
　3点：発語はみられるが会話は成立しない
　2点：意味のない発声
　1点：発語みられず
　気管挿管などで発声ができない場合は「T」と表記し、1点と換算

運動機能（Motor response）「M」
　6点：命令に従って四肢を動かす
　5点：痛み刺激に対して手で払いのける
　4点：指への痛み刺激に対して四肢を引っ込める
　3点：痛み刺激に対して緩徐な屈曲運動（除皮質硬直）
　2点：痛み刺激に対して緩徐な伸展運動（除脳硬直）
　1点：運動みられず
　（左右左や上下肢で差があれば最良の運動反応をとる）

中毒診療においても、意識障害がある場合にはやらなくてはならないことがあります。よくある意識障害の原因で、迅速に介入できるものとして、低血糖、ビタミンB1欠乏（ウェルニッケ脳症※）、麻薬中毒があります。血糖測定を行い、必要ならブドウ糖の投与を行います。迅速な血糖測定が困難なら、経験的にグルコースを投与することも考えてください。ビタミンB1（チアミン）欠乏ですが、アルコール依存が背景にある場合にはハイリスクとなります。アルコール代謝の過程で産生されたアセトアルデヒドは酢酸塩となり、クエン酸回路を通してCO_2とH_2Oにまで分解されます。この過程でチアミンが大量に消費され、チアミン欠乏となります。チアミン欠乏からウェルニッケ脳症となりますので、ハイリスク群にはチアミンの投与を行いたいところです。もし低血糖も合併しているなら、チアミンの投与は必ずブドウ糖投与の前に行いましょう。チアミンはブドウ糖をエネルギー源として代謝する際に必要な補酵素です。ブドウ糖だけを投与すると、チアミンが枯渇してしまいますので、良くないです。最悪ブドウ糖の投与後にチアミンでも良いですが、ブドウ糖代謝にはチアミンが必要であるという点は覚えておいてください。最後に麻薬。日本にはあまりおりませんが、米国など麻薬中毒の発生率が高い国では、麻薬拮抗薬であるナロキソンの投与をすることも検討します。稀に、病棟で麻薬使用中の方が徐呼吸で意識障害を伴い、麻薬中毒になっていることがあります。医原性ということもあり得るので、無視はできません。

　日本でよく過量服用されるベンゾジアゼピンの拮抗薬としてフルマゼニルが知られておりますが、ルーチンでの使用は勧められていません。理由として、半減期が数分と短かすぎるので治療と

してはどうかという点が挙げられます。また、三環系抗うつ薬を同時服用していたり、痙攣性疾患の既往があったりする場合には、フルマゼニルで覚醒させた際に痙攣発作を生じさせることがあります。そういうわけで一般的にはフルマゼニルの適応はほとんどありませんが、呼吸抑制があるけど人工呼吸が使用できないなど、特殊な環境においては使用を考慮されても良いかもしれません。

　JATECではGCSが8点以下の時には、確実な気道確保が推奨されています。気管挿管ですね。中毒においても、意識障害があり気道の担保が難しい場合には積極的に考えるべきです。舌根沈下して気道閉塞するリスクと、意識障害を呈している場合は嘔吐のリスクを考慮しなくてはならないのです。

※ウェルニッケ脳症
　チアミン欠乏により起こる脳症。運動失調、眼球運動障害、意識障害、自律神経障害などを起こす。MRIのT2強調像で第3脳室や中脳水道の周囲、乳頭体に高信号が見られる

中毒診療の攻略法9

+ 意識障害にはブドウ糖、チアミン、ナロキソン
+ フルマゼニルはルーチンには使わない
+ 意識障害では気道確保のために気管挿管を検討しよう

E（Exposure and Environmental control：脱衣と体温管理）へのアプローチ

　衣服の除去と体温管理は、中毒診療においても重要です。外傷においては衣服除去により詳細な外表面の観察を行いますが、中毒診療では除染という意味において衣服の除去が重要です。体表面が汚染されている場合は、そのまま洗浄することになります。酸やアルカリなどが眼球や粘膜に付着した場合では、特に、入念な洗浄をしなくてはなりません。また、何らかの揮発性の汚染物質が衣服に付着している場合は、医療従事者に二次被害を及ぼすことも考えられます。衣服を除去した後に、シャワーを浴びせるなり浴槽につけるなり、とにかく除染が必要です。例えば、有機リン中毒。治療に当たった医療従事者に中毒症状が疑われたという報告[1]があります。

　先天性にコリンエステラーゼ（ChE）が欠損しているか、機能低下していることがあるらしく（ChE活性が正常の半分以下となる遺伝子変異が160人に1人、ChE活性が正常の70%となる遺伝子変異が4人に1人いる）、こういう人では有機リンのようなChE阻害薬に対して、強く症状が出る可能性が高いのです。服用した有機リンが呼気に伴って排出されたり、衣服についた有機リン製剤が揮発したものを吸い込んだりして中毒症状を呈するかもしれません。初療室に入る前に衣服を脱がせ、シャワーを浴びせて二次被害予防を行ってください。自分たちの安全は患者さんの安全よりも優先なのです。体表の汚染が疑われるなら、除染→ABCDEです。というわけで、救急外来に入る前にストレッチャーのまま

シャワーをかけられるようなブースがあると最高です。さらに、換気ができる陰圧室があると、中毒は対応がしやすいと思います。

　体温については、低体温は致命的となりますし、高体温を呈する場合もありますので、よほどの場合には積極的な体温維持を要求されます。低体温は電気ブランケットを用いて温めます。高体温は氷嚢を用いるか、熱中症の時に準じて霧吹きで体表面にぬるま湯をかけて扇風機で乾かし、気化熱で冷却する「ぬるま湯霧吹き扇風機作戦」という方法も有効です。救急外来にシャワーブースだけでなく、浴槽まであれば水風呂につけることができます。これが最も効率的に体温を下げられますが、モニタリングが難しくなるという欠点があります。

●参考文献
1）吉原克則, 他. 日救急医会誌. 2009; 20: 93-8.

> **中毒診療の攻略法10**
>
> ＋ 除染が必要な場合には脱衣させて洗浄する
> ＋ 体温管理も必要な場合がある

　ABCDEアプローチはとにかく死なせないためのアプローチです。薬物中毒の場合、徐々に消化管から吸収されて、中毒症状が増悪してくることもあります。容体変化があるたびに、Aの評価に戻り、生理学的な恒常性が維持されているか考えながら診療を進めてください。ここをクリアすれば、少し時間的な猶予が生まれます。次のステップに行きましょう。

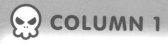

中毒診療のバイブルたち

　この書籍をバイブルとして持っていただければ嬉しいですが、この本はあくまでも攻略本です。バイブルと呼べるようなものではありません。世の中にはさらに素晴らしい書籍が溢れております。そんな中でも特に僕がお世話になり、今でも愛する、そして日々の臨床で活躍してくれる中毒診療に関する書物の御三家を紹介したいと思います。

①『中毒百科─事例・病態・治療』　内藤 裕史（著）

　僕が中毒を好きになるきっかけとなった書籍です。医薬品から農薬、毒ガス、動植物関連の中毒まで、事例を紹介しつつ病態と治療方針をまとめてくれています。読み物としてもとても面白いです。内藤先生は薬物乱用や健康食品についての中毒百科も上梓されています。こちらも中毒診療をする上では欠かせない知識ですから、セットでオススメです。

②『臨床中毒学』　上條 吉人（著）、相馬 一亥（監修）

　総論がよくまとまっており、そして各論のボリュームに驚かされます。臨床の視点から、どうやって治療していくかということがよくまとめられています。中毒に興味が出たなら must buy です。上條先生は『急性中毒診療レジデントマニュアル』も上梓されています。ポケットサイズですので、こちらもぜひぜひお手元に持っておいてほしい一冊です。

③『急性中毒標準診療ガイド』　日本中毒学会（編集）

　日本中毒学会がまとめた教科書です。日本中毒学会が認定するクリニカルトキシコロジストの試験はこの書籍から出題されます。ぜひチャレンジいただきたいところです。

第 **3** 章

病歴聴取と
身体診察

病歴聴取

　通常の診療であれば、患者さんから主訴に関する情報を収集して、現病歴としてまとめていくのですが、中毒診療においては注意点が2つあります。

　1つ目は、情報収集の難しい場合が多いということ。意識障害がある場合は、情報収集ができません。さらに、例え意識があろうとも、患者さん本人から得られる病歴を100％アテにして良いかというと疑問が残ります。持っていてはならない薬物や、持っていることをあまり他人に知られたくない薬物だと、正直に話してくれないこともあります。例えば、シルデナフィルという薬があります。バイアグラ®のことですが、過量服用で頭痛を起こすことが知られています。ある中年男性が頭痛で受診した際、最初は薬物のことなど何も教えてくれなかったのですが、あとになって、ネットでこっそり購入して服用したことを白状してくれました。なぜ最初に教えてくれなかったのか。それは横に彼の妻がいたからです。彼は妻と最近性交渉をしていなかったので、バレると「あんた、なんでそんなもん飲んでんのよ!?」ということになるわけです。薬物中毒の初期診療においては、最初から正確な情報が得られたのは27％程度であったという報告[2]もありますので、心してかかりましょう。

　なるべく正確な情報を得る工夫としては、個室で秘密を担保した状況で話を聞くなど、患者さんが話しやすい環境を作ることも大事かと思われます。その他、情報源は多い方が良いです。家族、

友人、救急隊、そして時には警察など、様々な情報源から得られた情報を統合して、情報の信ぴょう性を評価する必要があります。もし、何らか違和感を覚えるなら、自分以外の誰かにもう一回病歴聴取してもらうというアプローチも有用です。僕みたいな怪しいお兄さんには教えてくれなくても、優しそうな女性看護師さんになら話すということもあるかもしれません。逆もまた然り。男性の悩みは男性に話しやすいということもあるでしょう。

● 参考文献

2) Pohjola-Sintonen S, et al. Ther Drug Monit. 2000 Dec; 22(6): 749-52.

中毒診療の攻略法11

+ 病歴聴取は難しいものであると心得る
+ 情報の信頼性に疑問がある場合は、何人かで問診をしてみる

　2つ目は、本人が気づかずに中毒症状を呈していることもままあるということです。こちらがその可能性を疑って病歴聴取、情報収集しなくては診断にたどり着けないことも多いので、とにかく常々中毒の可能性を頭に置いておくことが重要です。例を挙げると、ジゴキシンやテオフィリンなど。治療域と中毒域が近い薬剤は、処方された通りに服用していても中毒に陥ってしまうことがあるのです。患者さんはまさか自分が治療のために飲んでいる薬でどうかなるなんて思わないものです。なので、必ず服用している薬物はチェックしておかねばなりません。できれば市販薬（OTC）やサプリメントの情報も聞いておいたほうが良いです。最近では自らネット上でお取り寄せしたカフェイン製剤で中毒になることも多いですから注意が必要です。なんでも手に入りやす

くなった世の中も考えものです。ぜひ日々診療する過程で、必ず一回は患者さんの症状に何か服用薬物が影響していないかを考えるクセをつけましょう。

　服用薬物以外にも、一酸化炭素中毒など環境曝露で中毒に陥ってしまう場合は本人が気づいていない場合が多いです。以前、個室で囲炉裏を用いて夕食を食べていた家族が、全員嘔気を自覚して搬送されたことがありました。最初は食あたりかと思いましたが、食べている最中にそんなことが起こるかと疑問に思い、食べていたものや調理法などを詳細に聞いていくと、囲炉裏で魚を焼いていたという情報を得て、一酸化炭素中毒を疑うきっかけとなりました。情報収集はなるべく詳細に取った方が良いと思わされました。

中毒診療の攻略法12

✦ 服用薬物は必ずチェックしておく
　（OTCやサプリメントも注意）
✦ 常に薬物中毒ではないかと考えるクセをつけておく
✦ 診断に違和感があれば詳細に情報収集する

中毒であるとわかっている場合は

　たまに、中毒であることが明白な状態で救急搬送されてくる場合があります。睡眠薬を100錠飲んで救急要請とか、漂白剤を飲んで救急要請とか、違法薬物の使用中に様子がおかしくなり救急

要請とかいう場合です。そういった時には、救急隊に薬剤の瓶や PTP（press through package：透明フィルムとアルミ箔の薬剤包装）を回収してもらったり、自殺をほのめかす遺書などを探してもらったりということも大事になります。搬送を急がねばならない場合には、患者さんの家族に捜索をお願いして後から持ってきてもらうというのも一つの方法です。

　薬物の摂取が明らかである場合には、色々問診したいことが出てきます。ここでは "MATTERS" に則った診察法を提示します（**表1**）。中毒診療で必要な情報をまとめたものです。

表1　MATTERS に則った診察法

Medication **A**mount	どのような薬をどのくらい摂取したのか
Time **T**aken	いつ摂取したのか
Emesis	嘔吐はあったか
Reason	なぜ摂取したのか
Signs **S**ymptoms	徴候と症状（身体診察）

　どのような薬をどのくらい摂取したのかということがわかれば、ある程度、重症度と緊急度を判定することができます。「アセトアミノフェンを400mg服用した」と言われれば、「なんだ通常量やんか」となります。「水を10L飲んだ」と言われたら「そりゃまずい」となります。なんでも量によって毒にも薬にもなるものです。なお、小児においては1-2錠で致死的となる薬剤も存在しております[3]ので、こうしたものの内服がなかったか確認することも重要です（**表2**／→P.24）。

表2　小児が1-2回分を内服すると致死的となる薬剤

抗うつ薬（アミトリプチリン、イミプラミン、デシプラミン、ベンラファキシン）

抗精神病薬（ロキサピン、チオリダジン、クロルプロマジン、ジプラシドン、クロザピン）

抗マラリア薬（クロロキン、ヒドロキシクロロキン、キニーネ）

抗不整脈薬（キニジン、ジソピラミド、プロカインアミド、フレカイニド、イバブラジン、プロパフェノン）

カルシウム拮抗薬（ニフェジピン、ベラパミル、ジルチアゼム）

麻薬（コデイン、ヒドロコドン、メタドン、モルヒネ、トラマドール、オキシコドン、フェンタニル、ブプレノルフィン）

血糖降下薬（SU剤、シタグリプチン）

抗血小板薬、抗凝固薬（チカグレロール、プラスグレル、クロピドグレル、リバーロキサバン、ダビガトラン）

抗痙攣薬（ガバペンチン、プレガバリン、ラモトリギン）

多発性硬化症治療薬（ダルファンプリジン、フィンゴリモド）

イミダゾリン

テオフィリン

シルデナフィル

樟脳

サリチル酸メチル

ポドフィリン

※体重10kgの小児が1-2錠ないしは5cc程度服用したことを想定

　できればさらに突っ込んで、どうやって薬物を入手したか、どのように摂取したのか（経口？ 吸引？ 注射？ 注腸？）、どこで摂取したのかといった情報を聴取しましょう。たまに家族の薬物を飲んだという場合がありますし、違法薬物などであれば社会正義の観点から入手ルートを明らかにすることは重要です。

いつ摂取したのかという情報はとても大事です。服用して間もなければ消化管除染を考えたいですが、時間がかなり経過しているようであれば消化管除染の効果は限定的となります。また、ある程度時間が経過しているのにも関わらず症状が軽症であれば、ちょっと安心することができます。はっきりと時間がわからなければ、最後に健常な状態だったのがいつだったかを周囲の人から聞いたり、ポストの中の郵便物や新聞が何日前からたまっているかを調べたりして、服用時間を推定していくことになります。探偵みたい…。

　嘔吐したかどうかというのは、治療に大きく関わることはないです。ただ、嘔吐を誘発するような薬毒物を、嘔吐するほどの量だけ服用したかもしれないという視点や、総摂取量は最初の内服量より少ないかもしれないという視点を持つことができます。また嘔気があれば気道を管理しなくてはならないという警鐘を鳴らすことができます。

　なんで摂取したのかという点ですが、薬物過量服用では、自殺企図があることが多いです。死にたい気持ちを早々に察知して、後に精神科診療につなげていく必要が出てくるわけです。何かきっかけになるイベントがなかったか、普段の様子はどうであったか、遺書みたいなものがなかったかなど、患者さん本人以外からも情報収集する必要があります。

　徴候と症状については、以下で見ていきましょう。

● 参考文献

3）Koren G, Nachmani A. Clin Drug Investig. 2019 Feb; 39(2): 217-220.

中毒診療の攻略法13

✦ 薬物摂取が明らかな場合には、現物を持ってきてもらう

✦ MATTERSに則った問診を行う

✦ 薬剤の入手先、摂取ルート、時間経過、量、曝露環境を明らかにする

3-3

身体診察

　中毒診療においては五感をフル活用して行うことになります。よく言われる診察法は視診、聴診、触診、打診です。そして中毒診療では嗅覚を用いた診察も大事です。五感と言いましたが、味覚は流石にないですね。名探偵コナン君が落ちていた粉をペロリとして「こ、これは…麻薬！！！」などとするシーン（『名探偵コナン』コミック第7巻参照）がありますが、やってはなりません。僕は舐めても麻薬かどうか判断がつきません。得体の知れないものを舐める気にもなりません。コナン君はすごい。ここでは特徴的な香り・臭いがする物質を**表3**にまとめておきましょう。

　有機リンの香りは一度嗅いだら忘れないと思います。なんともいえない香りです。前述の二次被害（→P.16）を防ぐためにも、有機リンに気づいたら換気を心がけてください。同じニンニク臭とされるヒ素ですが、ニンニク臭がするのは金属ヒ素ではなく、ロウ状の黄色ヒ素です。

表3　特徴的な臭いの中毒物質

〈臭いの特徴〉

アセトン（フルーツ香）	エタノール、イソプロピルアルコール、クロロホルム、サリチル酸
アーモンド	青酸
ニンニク	ヒ素、有機リン、リン、タリウム、セレン
防虫剤	ナフタレン、パラジクロロベンゼン
灯油	有機リン、パラチオン
青い干し草	ホスゲン
腐卵臭	硫化水素
湿布薬	サリチル酸メチル

中毒診療の攻略法14

+ 臭いに敏感になり、中毒物質を疑おう
+ 特徴的な臭いの物質は覚えておく

　さて、一般的な身体診察に移ります。闇雲に身体診察をしても何もわかりませんので、何に着目して身体診察をすれば良いかということを知っておきましょう。中毒物質を考える上で参考になるのが、各種バイタルサインの他、意識状態、眼球（瞳孔）、筋の状態、皮膚所見です。それぞれに変化を及ぼすような薬剤をある程度まとめておくと、目的指向性のある身体診察ができるようになります。ただ、覚えることが多くなるので、嫌気がさすと思います。それぞれの身体変化を起こす薬剤は32ページで**表5**にまとめておきますので、ここではトキシドロームについて知っていただければそれでOKです。

トキシドロームは1970年にMofensonとGreensherが使い始め
た言葉で、「Toxic Syndrome」をもとにした造語[4]です。症状や徴
候から中毒物質を大まかに分類して関連づけて、中毒物質がはっ
きりわからない段階でも、身体所見からおよその中毒物質に当た
りをつけることができるようにしています。頻度の高い中毒物質
については、ある程度パターン化して覚えておくと、臨床がスム
ーズにいきます。

● 参考文献
4) Mofenson HC, Greensher J. Pediatr Clin North Am. 1970 Aug; 17(3): 583-90.

中毒診療の攻略法15

✦ 身体診察はトキシドロームに準じて行う

表4　トキシドローム

	血圧	脈拍	呼吸数	体温	意識	瞳孔
抗コリン	−／↑	↑	↑	↑	抑制 幻覚・譫妄	散瞳
コリン作動	…	…	−／↑	−	抑制	縮瞳
鎮静薬　催眠薬	↓	↓	↓	−／↓	抑制	縮瞳
麻薬	↓	↓	↓	↓	抑制	縮瞳
覚せい剤	↑	↑	↑	↑	興奮　幻覚	散瞳
鎮静離脱	↑	↑	↑	↑	興奮	散瞳
麻薬離脱	↑	↑	…	…	正常〜不安	散瞳
交感神経作動	↑	↑	↑	↑	興奮　昏睡	散瞳
環系抗うつ	↑／↓	↑	↓	↑	抑制	散瞳
セロトニン症候群	↑	↑	↑	↑	抑制　混乱	散瞳

具体的には、バイタルサイン、意識状態、皮膚所見、瞳孔所見を中心に身体診察を行い、生理的に刺激されているのか、抑制されているのかを検討することで中毒物質の分類を行います。興奮性、鎮静・催眠薬、麻薬、抗コリン性、コリン作動性に分類されることが多いですが、僕は以下の**表4**を救急初療室の壁に貼って使用しています。

　この**表4**を覚えておけば、中毒物質にいち早く気づくことができるかもしれません。もし覚えていなくても、カードにして持っておくか、初療室に貼っておくなりしておけば使いやすいと思います。薬理作用でこれらの変化が起こるので、比較的正直に身体所見に現れてくれます。**表4**の中の言葉で、ミオクローヌスは聞

その他	例
口渇、皮膚発赤	抗ヒスタミン、TCA、抗痙攣、抗パーキンソン
体液増加、下痢、筋攣縮	有機リン、カーバメイト、ニコチン、殺虫剤
反射低下、失調	BZO、バルビタール、アルコール、ゾルピデム
反射低下、注射痕	ヘロイン、オキシコドン、モルヒネ、フェンタニル
振戦・痙攣、幻覚	ケタミン、ハーブ、LSD、合成アンフェタミン
振戦・痙攣	
嘔吐・下痢、鼻水過多	
発汗、振戦	コカイン、アンフェタミン、エフェドリン、テオフィリン
乾燥・不整脈、ミオクローヌス	アミトリプチリン、ドキセピン、イミプラミン
振戦、発汗、ミオクローヌス	MAO阻害薬単独or併用　SSRIs、メペリジン

きなれない言葉かもしれません。これは、体の一部が一瞬だけピクッと動くタイプの不随意運動です。寝入るか寝入らないかという瞬間に体がビクッと動くことがありますが、これもミオクローヌスです。何分間も持続的に痙攣を続けるものではありません。クロイツフェルト・ヤコブ病などで見られることが有名ですが、電解質異常でも見られることがあります。

　それではトキシドロームの使い方を実践してみましょう。例えば次のような人が救急外来に来たとします。警察官は大麻の影響を心配しています。この人は大麻中毒でしょうか？

35歳　男性
主訴：意識障害

受診4日前から大麻所持で逮捕留置されている。2日ほど前から嘔気の訴えがあり、食事を食べなくなった。本日は呼びかけに反応がなくなり、両上下肢を突っ張るようにして痙攣したため留置所から救急要請。

既往：不明　内服：不明

【来院時現症】
「何もするな！　検査はいらない！　さわるな！」
体温37.2℃、血圧140/76mmHg、脈拍140回／分
呼吸回数28回／分、SpO_2 93%（room air）、
意識GCS4-3-5、呂律が回っていない、
額に発汗認める、四肢末端も発汗あり、
アルコール臭なし、明らかな外傷なし、
瞳孔5mm/5mm 対光反射±/±、共同偏視なし、
項部硬直なし、呼吸音清、心雑音なし、
四肢麻痺なし、Babinski反射-/- 四肢筋緊張↑

基本的に大麻の中毒症状はそんなに激しくでることはないのですが、それは置いといて、素直にトキシドロームに従いましょう。この人は言動から、興奮状態なのか意識が抑制されているかといったら、興奮状態です。そして頻脈で呼吸数が多い。散瞳気味で、四肢の筋緊張は亢進しています。トキシドロームに当てはめると、覚せい剤、交感神経作動薬、もしくは鎮静離脱が考えられます。留置所で覚せい剤やコカインを使用できたら警察はどうなっているんだという話になりますので、普通に考えれば鎮静離脱です。睡眠薬や抗不安薬として使用されるベンゾジアゼピン系薬剤を常用している人が薬剤を中止すると、こうした症状が出てきます。治療はベンゾジアゼピンを投与すれば良いのです。ジアゼパムを投与したところ意識は戻り、その他のバイタルサインも改善しました。その後話を聞くと、やはり逮捕前に睡眠薬を服用していたけれど、逮捕後に服用が止まってしまっていたということでした。トキシドロームを使いこなせば、病歴聴取前の攻める治療ができるわけです。ぜひ使いこなしてほしいです。

中毒診療の攻略法16

✦ トキシドロームの表をすぐに見られるようにしておこう

表5　特徴的な身体変化を起こす中毒物質[5)6)]

1 瞳孔の異常をきたすもの

〈散瞳〉

交感神経刺激薬	コカイン、カフェイン、エフェドリン、アンフェタミン、メチルフェニデート、カチノン
抗コリン薬	アトロピン、スコポラミン、三環系抗うつ薬、抗ヒスタミン薬、抗パーキンソン病薬
幻覚薬	LSD、メスカリン、サイロシビン、MDMA
その他	MAO阻害薬、ニコチン、セロトニン症候群、薬物離脱症候群

〈縮瞳〉

オピオイド	ヘロイン、モルヒネ、ヒドロモルフォン、オキシコドン、ヒドロコドン、コデイン、プロポキシフェン
鎮静・睡眠薬	バルビツレート、ベンゾジアゼピン、アルコール、ゾルピデム
コリン作動薬	有機リン、神経剤、カーバメート、ピロカルピン、エドロホニウム、フィゾスチグミン
交感神経遮断薬	クロニジン、オキシメタゾリン、テトラヒドロゾリン、抗精神病薬
その他	フェンシクリジン

2 眼振をきたすもの

バルビツレート、カルバマゼピン、フェンシクリジン、フェニトイン、リチウム、エタノール、有毒アルコール、有機リン、サソリ毒、ストリキニーネ、MAO阻害薬、セロトニン症候群、ケタミン

3 運動障害を起こすもの

〈痙攣〉

プロプラノロール、有機リン、リドカイン、交感神経作動薬、薬物離脱症候群、抗うつ薬、抗精神病薬、サリチル酸、樟脳、イソニアジド、神経剤、リチウム、血糖降下薬、青酸化合物、一酸化炭素、メペリジン、プロポキシフェン、オルフェナドリン、抗ヒスタミン、リンデン、ジャイロミトラ（キノコ毒）、重金属、抗菌薬

〈振戦、ミオクローヌス〉

リチウム、抗精神病薬、交感神経作動薬、抗コリン薬、薬物離脱症候群、重金属

〈筋強剛、パーキンソニズム〉

抗精神病薬、メトクロプラミド、アモキサピン、一酸化炭素、メタノール、エチレングリコール、フェンシクリジン、MAO阻害薬、セロトニン症候群、黒ゴケグモ毒、リチウム、メタカロン、ストリキニーネ、二硫化炭素、青酸化合物、悪性症候群、低酸素脳症

〈舞踏病〉

抗コリン薬（三環系抗うつ薬、抗ヒスタミン）、抗痙攣薬（フェニトイン、カルバマゼピン）

〈麻痺、虚脱〉

バリウム（低カリウム）、マグネシウム、溶媒（トルエン、ガソリン）、重金属（水銀、タリウム）、殺虫剤、ニコチン、ボツリヌス、ヘビ毒、ダニ、有毒魚

4 意識変容を起こすもの

〈中枢神経抑制〉

抗コリン薬、抗うつ薬、抗精神病薬、窒息剤（二酸化炭素、不活性ガス）、
細胞性窒息剤（一酸化炭素、青酸化合物、硫化水素、メトヘモグロビン血症）、
リチウム、コリン作動薬、交感神経遮断薬、鎮静・睡眠薬、筋弛緩薬、
血糖降下薬、重金属、オピオイド、抗てんかん薬、キノコ毒、サリチル酸、
γ－ヒドロキシ酪酸、揮発性吸入剤、アルコール

〈不穏〉

アマンタジン、交感神経作動薬、抗コリン薬、サリチル酸、幻覚剤、
薬物離脱症候群、リチウム、一酸化炭素、血糖降下薬、重金属

5 皮膚異常を起こすもの

〈発赤、紅斑〉

抗コリン薬、ホウ酸、ジスルフィラム様反応（アセトアルデヒド、セファロスポ
リン－エタノール、溶媒－エタノール、コプリナスキノコ－エタノール）、グルタ
ミン酸ナトリウム、魚からのヒスタミン中毒、リファンピシン、一酸化炭素

〈青白い、発汗〉

交感神経作動薬、コリン作動薬、幻覚剤、ヒ素、サリチル酸

〈チアノーゼ〉

メトヘモグロビン血症、スルフォヘモグロビン血症、低酸素

〈落屑〉

スティーブンス・ジョンソン症候群、中毒性表皮壊死症、ホウ酸、重金属（ヒ素、
水銀、タリウム）

6 低体温となるもの（COOLS）

Carbon monoxide
一酸化炭素

Opioids
麻薬

Oral hypoglycemic, Insulin
経口血糖降下薬、インスリン

Liquor
飲酒

Sdative-hypnotics
鎮静薬、睡眠薬

7 高体温となるもの（NASA）

Neuroleptic malignant syndrome, **N**icotine
悪性症候群、ニコチン

Antihistamines, **a**lcohol withdrawal
抗ヒスタミン、アルコール離脱

Salicylates, **S**ympathomimetics, **S**erotonin syndrome
サリチル酸、交感神経作動薬、セロトニン症候群

Anticholinergics, **A**ntidepressants, **A**ntipsychotics
抗コリン薬（抗ヒスタミン薬、フェノチアジン）、三環系抗うつ薬、抗精神病薬

8 頻脈になるもの（FAST）

Free base or other forms of cocaine, Freon
幻覚薬、ハロゲン化物

Anticholinergics, Antihistamines, Antipsychotics, Amphetamines, Alchol withdrawal
抗コリン薬、抗ヒスタミン、抗精神病薬、アンフェタミン、アルコール離脱

Sympathomimetics (cocaine, caffeine, amphetamines, PCP), Solvent abuse, Strychnine
交感神経刺激薬（コカイン、カフェイン、アンフェタミン、フェンシクリジン）、溶媒、ストリキニーネ

Theophylline, TCAs, Thyroid hormones
テオフィリン、三環系抗うつ薬、甲状腺ホルモン

9 徐脈になるもの（PACED）

Proptanolol (beta-blockers), Poppies (opiates), Propoxyphene, physostigmin
β遮断薬、オピオイド、プロポキシフェン、フィゾスチグミン

Anticholinesterase drugs, Antiarrythmics
抗コリンエステラーゼ薬（有機リン）、抗コリン薬、抗不整脈薬

Clonidine, Calcium channel clockers
クロニジン、カルシウム拮抗薬

Ethanol or other alcohols
エタノール、他のアルコール

Digoxin, Digitalis
強心配糖体（ジゴキシン、ディジトキシン、赤色海葱、ブフォテニン）

10 高血圧になるもの（CT SCAN）

Cocaine
コカイン

Thyroid supplements
甲状腺ホルモン

Sympathomimetics
交感神経刺激薬

Caffeine
カフェイン

Anticholinergics, Amphetamines
抗コリン薬、アンフェタミン

Nicotine
ニコチン

11 低血圧になるもの（CRASH）

Clonidine, **C**alcium channel blockers
クロニジン、カルシウム拮抗薬

Rodenticides (containing arsenic, cyanide)
殺鼠剤（ヒ素、シアン化物含有）

Antidepressants, **A**minophylline, **A**ntihypertensives
抗うつ薬、アミノフィリン（テオフィリン）、高血圧治療薬

Sedative-hypnotics
鎮静薬、睡眠薬

Heroin or other opiates
ヘロインなどの麻薬

12 頻呼吸になるもの（PANT）

PCP, **P**araquat, **P**neumonitis (chemical), **P**hosgene
フェンシクリジン、パラコート、化学性肺臓炎、ホスゲン

ASA and other salicylates, cellular **A**sphyxiants
アセチルサリチル酸、他のサリチル酸、細胞性窒息剤（一酸化炭素、青酸化合物、
硫化水素、メトヘモグロビン血症）

Noncardiogenic pulmonary edema, **N**erve agents
非心原性肺水腫（オピオイド、肺胞刺激物）、神経剤（有機リンなど）

Toxin-induced metabolic acidosis
薬物中毒による代謝性アシドーシス（メタノール、エチレングリコール、
アルコール性ケトアシドーシス、鉄、イソニアジド）

13 徐呼吸になるもの（SLOW）

Sedative-hypnotics
鎮静薬、睡眠薬（バルビツレート、ベンゾジアゼピンなど）

Liquor (alcohols)
アルコール

Opioids
オピオイド

Weed (marijuana)
マリファナ

● 参考文献

5）Erickson TB, et al. Emerg Med Clin North Am. 2007 May; 25(2): 249-81; abstract vii.
6）Olson KR, et al. Med Toxicol. 1987 Jan-Feb; 2(1): 52-81.

第 4 章

検査

中毒診療においては、血糖測定、血液ガス検査、心電図検査、胸部レントゲン、薬物スクリーニング、血液検査をするのが一般的と思います。それぞれについて見ていきましょう。

血糖測定

　意識障害の患者さんには真っ先に血糖測定を行うべきだと思います。ブドウ糖を投与すれば意識が回復するのに、低血糖の人を低血糖のまま頭部CTやMRIに連れて行ってしまったというのはありがちな落とし穴です。糖尿病で血糖降下薬を使用している人などは積極的に低血糖を疑いたいですが、それ以外にも低血糖を招く薬剤（**表6**）はあります。酩酊患者さんも低血糖になることが見受けられます。救急外来には血糖測定器を常備しておくべきですね。

表6　血糖を下げる中毒物質

● β遮断薬	● インスリン
● 経口血糖降下薬	● エタノール
● キニーネ	● サリチル酸

中毒診療の攻略法17

✦ 検査はまず血糖測定から！

血液ガス検査を使おう

　中毒では、血液ガス検査が有用なことがあります。例えば、ABCDEアプローチのところでも書きましたが、一酸化炭素中毒は血液ガス検査をしなければ診断ができません（→P.10）。ヘモグロビンと結びつくので、低酸素血症なのにSpO₂が高いという現象が起こります（Oxygen saturation gap）（**表7**）。その他、代謝性アシドーシスを起こす中毒物質はまとめておくと便利です（**表8・9・10**／→P.41・42）。乳酸がたまっていない、腎臓もさして悪くない人が代謝性アシドーシスになっていたら、なんらかの中毒を疑ってみましょう。アニオンギャップ※の計算も大事です。

※アニオンギャップ
　細胞外液中の陽イオンと陰イオンの差。Na⁺ −（Cl⁻ + HCO₃⁻）で計算。
　正常値は 12 ± 2mgEg/L

表7　Oxygen saturation gap を起こす中毒物質

● 一酸化炭素	● シアン化物
● メトヘモグロビン	● 硫化水素

表8　アニオンギャップが上昇する代謝性アシドーシス→KUSSMAL

diabetic Ketoacidosis：糖尿病性ケトアシドーシス

Uremia：尿毒症

Sepsis：敗血症

Salicylates：サリチル酸中毒

Methanol：メタノール中毒

Aspirin：アスピリン中毒

Lactic acidosis：乳酸アシドーシス

表9　アニオンギャップ正常の代謝性アシドーシス→USED CARS

Uretero-enterostomy：尿管腸吻合

Saline administration：生食

Endocrine：内分泌（副甲状腺機能亢進）

Diarrhea：下痢

Carbonic anhydrase inhibitors：アセタゾラミド

Ammonium chloride：塩化アンモニウム

Renal tubular acidosis：腎尿細管アシドーシス

Spironolactone：スピロノラクトン

表10　アニオンギャップが低下する代謝性アシドーシス→HAMBL

Hypo Albuminemia：低アルブミン血症

Myeloma：骨髄腫

Bromide：臭化物中毒

Lithium：リチウム中毒

中毒診療の攻略法18

＋ 血液ガスから中毒診断に至ることもある

＋ 原因不明の代謝性アシドーシスには中毒が隠れているかも
しれない

心電図

　薬理学的に心筋や洞結節に作用するような薬剤に曝露された場合、正直にその変化が出ることがあります。明らかに徐脈や頻脈の場合はぜひとも心電図検査をしておくべきですが、それ以外の場合でも中毒物質を考えるきっかけとなります[7]。特に、心電図のQRSとQTの延長に注意を払わねばなりません（**図1・2**、**表11**／→P.44）。QRS延長は心室頻拍：VT、QT延長は多形性心室頻拍：Torsades de Pointes（TdP）につながります。これらを放っておくと致死性不整脈を起こしてしまうわけです。QT時間は頻脈でなければ、RR間隔の1/2を超えている時に延長しているかもしれないなと思ってください。QT時間はQRS群の始まりからT波の終わりまでです（**図2**）。

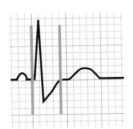

図1　QRSの延長

通常QRSは0.12秒（小さいマス3個分）以内
それより拡大していればQRS延長を考える

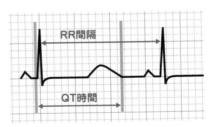

図2　QT時間

QT時間はQRS群の始まりからT波の終わりまで
Bazett式により心拍数補正した修正QT時間（QTc＝QT/√RR）が440ms以上であればQT延長と考える

表11　QRS、QT時間延長を起こす物質

〈QRS延長を起こす物質〉

カルバマゼピン、抗不整脈薬（Ⅰa群、Ⅰc群、Ⅱ群：プロプラノロール、
Ⅳ群：ジルチアゼム、ベラパミル）、抗ヒスタミン薬、抗マラリア薬
（クロロキン、ヒドロキシクロロキン、キニーネ）、フェノチアジン、
コカイン、プロポキシフェン、抗うつ薬

〈QT時間延長を起こす物質（TdPリスクの高いもの）〉

抗うつ薬、抗精神病薬、抗ヒスタミン薬、抗不整脈薬、メサドン、有機リン
系殺虫剤、抗生物質（マクロライド系抗菌薬、ニューキノロン系抗菌薬、
クロロキン、ペンタミジン）、三酸化ヒ素（トリセノックス）

　心電図変化を起こす物質としてジギタリスは有名[8]です。ジギ
タリスによる心電図変化は「ジギタリス効果」と呼ばれ、PQ延
長、T波変化（平坦化や陰転）、QT間隔短縮、盆状ST低下、U波
などが出現するとされます。これらはジギタリスの薬理効果によ
る変化で、治療濃度域でも認められるので注意してください。ST-T
の低下は虚血性変化を思わせるので焦りますが、病歴と合わせて
冷静に対応してください。なお、ジギタリス中毒の際の心電図は、
種々の頻脈性不整脈、徐脈性不整脈、房室ブロックなど多岐にわ
たり、なんでもありという状況になります。

● 参考文献

7) Yates C, Manini AF. Curr Cardiol Rev. 2012 May; 8(2): 137-51.
8) Ma G, et al. J Emerg Med. 2001 Feb; 20(2): 145-52.

中毒診療の攻略法19

✦ 心電図でQRS延長、QT延長は要チェック

✦ ジギタリス効果は治療濃度でも出現する

✦ ジギタリス中毒では様々な心電図変化が出現する

簡易検査

　簡易的な尿検査試薬が市販されており、原因の特定に利用されています。体内濃度が低いと偽陰性になったり、睡眠薬などを普段から飲んでいれば当たり前のように陽性になったりしますし、風邪薬でアンフェタミンやオピオイドが偽陽性になることがあるので注意が必要です。尿簡易検査キットの感度特異度はかなり低いのです。テトラヒドロカンナビノールやコカインは高い正確性なので、これらが陽性に出ている時には注意しましょう（**表12**）。

表12　簡易尿検査試薬キットの感度特異度

	感度	特異度
ベンゾジアゼピン	83.1%	63.7%
バルビツール	89.6%	93.5%
三環系抗うつ薬	65.2%	90.8%
アンフェタミン	100%	98%

山本理絵, 他. 日救急医会誌. 2014; 25: 865-73. より作成

中毒診療の攻略法20

✦ 尿検査は感度特異度が低いので信用しすぎない

浸透圧を測定しよう

　浸透圧ギャップを利用することで、薬物中毒に気づけることがあります[9]。浸透圧を左右している大きな物質として、ナトリウム、ブドウ糖、尿素窒素があります。浸透圧は各イオン粒子のモル数の総和で求めることができます。実測の浸透圧と、これらの物質による浸透圧の予測値を比べたものが浸透圧ギャップです。予測浸透圧は「$2Na^+ + glucose/18 + BUN/2.8$」で計算できます。ナトリウムイオン濃度を2倍にしているのは、細胞外液の陽イオンの大部分がナトリウムで、同じくらいの陰イオンが存在するはずであるという理論に基づきます。ブドウ糖と尿素窒素を分子量/10で割っているのは、モル数にしたいのと、血液検査上の単位がmg/Lではなくmg/dLだからです。例えば、Naが140mEq/Lで、血糖値110mg/dL、BUN 20mg/dLだとしたら、予測血中浸透圧は$(2 \times 140) + (110/18) + (20/2.8) = 280 + 6.1 + 7.1 = 293.2$mOsm/Lとなります。正常では計算すると大体280-290mOsm/Lとなりますが、実測値−計算値が開大している場合、なんらかのタンパクと結合しない低分子物質が血液中にあるのだと考えることができます。最たる例がエタノールです。酩酊患者さんで浸透圧を測定すると、普通は浸透圧ギャップがあります。エタノールの分子量がC_2H_5OHで46ですから、浸透圧ギャップに分子量/10をかけてやれば濃度が求められます。つまり、浸透圧ギャップ×4.6が予測血中アルコール濃度となります。先ほどの予測計算式の人において、浸透圧の実測値が350mOsm/Lだったとしましょう。すると、浸透圧ギャップは350-293.2で50.6ということになります。したがって、予測血中アルコール濃度は50.6×4.6＝232.7mg/dL

ということになります（千鳥足になるくらいの濃度）。実際に計算値と予測値を比較したところ、浸透圧ギャップ×4.0程度になったという研究もあるのですが、まあまあの正確性で予測できます[10]。アルコールの他にも、浸透圧を変動させる物質はあります。以下の**表13**にまとめます。

表13　浸透圧ギャップ開大の原因薬毒物

アルコール類	エタノール、メタノール、イソプロピルアルコール
グリコール類	エチレングリコール、プロピレングリコール
糖類	マンニトール、グリセリン、ソルビトール
電解質	マグネシウム、カルシウム
その他	アセトン、エチルエーテル

● 参考文献
9）Coulter CV, et al. Clin Toxicol (Phila). 2011 Dec; 49(10): 900-6.
10）Garrard A, et al. Clin Toxicol (Phila). 2012 Aug; 50(7): 562-6.

中毒診療の攻略法21

✦ 浸透圧ギャップ（血中浸透圧−予測浸透圧）を計算しよう

✦ 予測浸透圧 ＝「2Na$^+$+glucose/18+BUN/2.8」

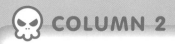

COLUMN 2

ホームズも愛したコカイン

　コカ・コーラの名称の由来はコカの葉から来ているという話があります。コカインは19世紀頃のヨーロッパではポピュラーな薬物でした。あの名探偵コナン君が尊敬するシャーロック・ホームズも、コカインにはまっていた人です。当時、フランスの化学者アンジェロ・マリアーニがワインにコカを入れた「Vin Mariani」を販売し、ヨーロッパ中で流行しました。これが米国にも広がり、アルコールが禁止されたのをきっかけに、ノンアルコールのコカドリンクが開発されます。炭酸で割ったら美味しいということで現在のコカ・コーラの原型となりました。もちろん今はコカイン入りではないですよ。

　実は、局所麻酔薬として初めて手術に用いられた薬品はコカインと言われています。古代ペルー人のあるミイラに穿頭術を受けた跡があること、またコカの葉が墓から見つかっていることなどから、局所麻酔薬としてコカの葉を用いていたのではないかと言われています。乳腺の手術で有名な19世紀の外科医ウィリアム・スチュワート・ハルステッドは、コカインを用いた伝達麻酔を始めたことでも知られています。残念ながら、ハルステッドは自分自身にもコカインを注射していたので、コカイン中毒になっています。局所麻酔はプロカインが発明されたことでより安全性を高めていくことになります。現在でもよく使用されるリドカインは1942年に発明されました。これらの薬剤の語尾につく「〜カイン」の由来はコカインなのです。

第5章

除染・体外排泄
を考える

催吐

　やばいものを飲み込んでしまったら、どうしましょうか？　吐けばいいと思いますよね？　というわけで、催吐は古典的な除染方法として知られてきました。咽頭前壁を自分の手で圧迫して催吐したり、催吐薬（トコンシロップ）を利用したり、様々な方法で嘔吐を促したようです。しかし、現在のところ催吐の有用性を支持するエビデンスはありません。いくつかのボランティアを対象とした研究や、特定の薬剤に関する研究で、摂取から1時間以内の催吐で吸収を阻害できたとするものがありますが、効果はまばらです。一応、小児のキノコ毒に対する後ろ向き研究では、除染をしなかった群と催吐群では有意差を持って催吐群で中毒症状が少なかったとする結果がでています[11]。

　とにかく吐かせたいと思うのも人情ですが、意識障害がある場合や、咳嗽反射の低下がある場合は誤嚥リスクが高まるので避けた方が良いです。また有機溶剤は消化管ではそこまで悪さをしませんが、気管に入るとまずいのでこれも嘔吐させないほうが良いです。その他、酸やアルカリなど腐食性の物質は、口腔内や食道を改めて傷つけることになるので避けるべきです。

　後述する活性炭（→P.53）が使えない場合や、胃洗浄（→P.51）がしにくい場合で、摂取したものが相当有害である状況では催吐を考えても良いのかもしれません[12]。ただ日本ではトコンシロップは販売中止されておりますので、用手的に嘔吐を促すことになります。山中とか離島とか、よほどの事情がある場合くらいしか

適応がないと思っていて良いかもしれません。臨床現場ではよく子供がタバコを誤飲したということで、親が「吐かせた方が良いか？」と問い合わせをしてくることがあります。吐かせる方法が難しいでしょうし、そこまでの効果もなかろうということで、何もせずに受診するように促しています。中毒になるほどのニコチンを摂取していれば、中枢刺激作用から勝手に嘔吐するかもしれません。

●参考文献

11）Beuhler MC, et al. Toxicon. 2009 Mar 15; 53(4): 437-43.
12）Manoguerra AS, et al. Clin Toxicol (Phila). 2005; 43(1): 1-10.

中毒診療の攻略法22

＋ 催吐は一般的な治療法ではないので無理に吐かせなくて良い

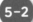

5-2 胃洗浄

　基本的には除染の方法としては活性炭の投与を考えます。活性炭投与前に胃洗浄をすべきかどうかというのは議論のあるところですが、近年あまり胃洗浄は行われなくなっています。胃洗浄と活性炭投与を比較したRCTや、胃洗浄の効果を検討した文献は多数ありますが、胃洗浄を毎回行うことを推奨するような結果にはなっていないのです。例えば、アセトアミノフェンが対象の試験ではありますが、胃洗浄＋活性炭 vs 活性炭単独で除染したところ、血中濃度に差はなかったことが示されています[13]。普通に考

えれば胃に太いチューブを入れて吸引したり、水で洗い流せば良さそうなのですが、胃底部にたまった薬毒物の回収がうまくできない場合もあったり、薬塊を形成していると洗浄効果が乏しいこともあったりします。そんな時には内視鏡で回収したり洗浄したりすれば効果的と思われますが、そこまでしなければ、期待される効果は得られないかもしれないのです。また、胃洗浄は誤嚥や食道・胃穿孔のリスクを負うことになります。

　悪いことばかり書いたので、胃洗浄の良い点にも触れておきます。胃洗浄を行い、胃内容物を吸引することで分析に回すことができるという利点は得られます。後述する活性炭（→ P.53）を投与する前に胃内容物を吸引しておいて保存しておくと役に立つ時がくるかもしれません。また胃内容物の色などで服用薬物を判断できることがあります。例えば、ベンゾジアゼピンのフルニトラゼパムは青く着色されているので、ドラゴンクエストのスライムみたいな色のものが引けたら、おそらく飲んだんだろうなと考えられます。

　まぁそうは言っても、効果が乏しいわりに合併症も生じますので、やはり積極的に行わないというのが実情なのです。本書も胃洗浄の方法は載せないでおきます。

● 参考文献

　13）Christophersen AB, et al. Br J Clin Pharmacol. 2002 Mar; 53(3): 312-7.

中毒診療の攻略法23

✦ 胃洗浄を積極的に推奨するエビデンスはない

5-3

活性炭

　活性炭は木材を燃やしてできた炭を、さらに加熱することにより活性化させた炭素です。多孔性に富み、表面積が広く、様々な物質を吸着してくれるのです。ではそんなに活性炭が効果的かというと、それも実はRCTで効果が証明されているというわけではありません[14]。ただ理論的には効果があるはずで、ボランティアによる研究[15]などで効果が証明されています。催吐ほど危険ではなく、できることがこれぐらいなのでやっているという状況かもしれません。というわけで意識が悪ければ、胃管を入れて性炭を投与して、下剤を投与というのが基本方針となります。活性炭は1g/kgを投与します。下剤は活性炭の消化管通過時間短縮を期待して併用されますが、味の面からソルビトールを使用することが多いと思います。活性炭はただの炭ですから、こぼすと周囲が真っ黒になって看護師さんに怒られます。ソルビトールで甘くなっても墨汁みたいなものですから、こぼさないように注意してください。

　胃洗浄はもちろんなのですが、活性炭投与時も、嘔吐に備えて気道確保はしていた方が良いと考えます。が、活性炭投与をするためだけに毎回気管挿管が必要かというと、それはやりすぎだと思います。気道確保の必要性と活性炭投与の適応は毎回しっかり検討してください。

　活性炭は多くの薬物毒で推奨されますが、吸着できない物質もあるので知っておきましょう（**表14**／→P.54）。アルコール、重金

属、無機イオン、炭化水素などは吸着できません。あと、吸着可能な薬物毒であっても、投与は基本的には早期にするのが望ましいものです。できれば1時間以内に。薬毒物摂取から時間がたつほど腸管から吸収されるので吸着効果は落ちます。

表14　活性炭で吸着されない物質

重金属	ヒ素、鉛、水銀、鉄、亜鉛、カドミウム
無機イオン	リチウム、ナトリウム、カルシウム、カリウム、マグネシウム、フッ化物、ヨウ化物
酸、アルカリ	
炭化水素	メタン系炭化水素、エチレン系炭化水素、ハロゲン化アルキル、芳香族炭化水素
アルコール	アセトン、エタノール、エチレングリコール、イソプロパノール、メタノール

● 参考文献

14）Benson BE, et al. Clin Toxicol (Phila). 2013 Mar; 51(3): 140-6.
15）Christophersen AB, et al. Br J Clin Pharmacol. 2002 Mar; 53(3): 312-7.

中毒診療の攻略法24

✦ 中毒、特に薬物過量服用などは活性炭投与を！

✦ アルコール、酸、アルカリ、石油製品、重金属は炭で吸着できない！

5-4

強制利尿って役に立つのか?

　よく急性アルコール中毒で、点滴して利尿させてアルコールを抜くというような治療がまかり通っているのですが、無意味なのでやめてください。強制利尿は尿のアルカリ化を狙って排泄を促すという意味合いで行われることがありますが、そもそも尿のアルカリ化は重炭酸ナトリウムを静脈内投与してpHが7.5以上の尿を生成することで中毒物質の除去を促進する治療法です。そしてそれが功を成すのはサリチル酸やフェノバルビタールなど特殊な例のみです[16)17)](フェノバルビタールは腸肝循環※をしますし、炭に吸着されるので、活性炭が効果的なはずです)。

※腸肝循環
　薬物が腸で吸収され、肝臓で代謝された後に胆汁とともに胆管から十二指腸管内に分泌され、再度腸管から吸収され、門脈を経て肝臓に戻る循環のこと

● 参考文献
16) Bloomer HA. J Lab Clin Med. 1966 Jun; 67(6): 898-905.
17) Proudfoot AT, et al. J Toxicol Clin Toxicol. 2004; 42(1): 1-26.

中毒診療の攻略法25

- 急性アルコール中毒に点滴利尿は意味がない
- 尿のアルカリ化はフェノバルビタールやサリチル酸では有効

5-5

血液浄化療法

　血液浄化療法には血液灌流法（血液吸着法）：DHP（direct hemoperfusion）と血液透析法：HD（hemodialysis）があります[18]。血液灌流法は、活性炭を吸着剤として使用した血液浄化フィルターにより薬毒物を除去するものです（**表15**）。活性炭に吸着される物質でなければ意味がありません。血液透析法は半透膜を介して濃度勾配に従って薬毒物を拡散により除去するものです（**表16**）。濾過フィルターを用いて除去効率を上げた血液濾過：HF（hemofiltration）という方法もあります。これらの治療は、バスキュラーアクセスを中心静脈に挿入して行うことになります。カテーテル挿入に伴うリスクもありますので、適応はしっかり考えなくてはなりません。血液灌流法も血液透析法も、ある程度分子量が小さく、血液中に存在する物質（分布容積が小さい、タンパク結合率が低い、水溶性）でないと有効ではありません。これについて少しだけ説明します。

表15　血液灌流法で除去される薬毒物

● フェニトイン	● テオフィリン	● ジソピラミド
● クロラムフェニコール	● アマニタキノコ	● カルバマゼピン
● バルプロ酸	● プロカインアミド	● カフェイン
● クロロハイドレート	● ジアフェニルスルホン	● メトトレキサート
● フェニルブタゾン	● 四塩化炭素	● パラコート
● バルビツレート（フェノバルビタール）		

表16　血液透析法で除去される薬毒物

- バルビツレート
- リチウム
- サリチル酸
- ソタロール
- トリクロロエタノール（クロロハイドレート）

- 臭化物
- プロカインアミド
- 重金属
- ビグアナイド

- アルコール
- テオフィリン
- アテノロール

　分子量は透析除去において重要なファクターです。透析膜を通過できる分子量でなければ、意味をなしません。分子量が小さいことが望ましいですが、日本の透析膜は高性能なのである程度中分子量の物質であっても除去可能と考えられます。小分子量物質は、およそ500ダルトン（Da）未満のものを指します。例えば電解質、アンモニア、乳酸、クレアチニン、糖類などです。中分子量物質は500-5000Daのものを指します。ビリルビンが584Da、各種ビタミンが数千Daです。それ以上のものを「高分子量物質」と呼び、タンパクなどがこれに当たります。アルブミンは66000Daですから、透析で除去できません。

　分布容積（Vd：distribution volume）は、体内で薬物が血中濃度と等濃度で分布したと仮定した際の容積を指します。血管外にどれだけたまりやすいかという指標となります。「体内総薬物量／初期血中濃度（L/kg）」で表され、細胞内に分布したり、脂肪組織に分布したりといった物質では高値になります。分布容積が大きいということは、血中の物質を除去しても、血管外からリバウンドしてくるということなので、血液浄化療法の効率が悪いということになります。カルシウム拮抗薬やβ遮断薬は分布容積が大きいことが知られています。その他、ベンゾジアゼピンや三環系

抗うつ薬も分布容積が大きい薬物の代表です。

　タンパク結合率は字のままです。アルブミンなどの血中タンパクとどのくらい結合しているかの指標です。薬物は血漿中のタンパクと結合し、タンパクと結合した物質は透析で除去できなくってしまいます。活性炭に吸着させてしまう血液灌流療法であれば分子量とタンパク結合率を考えなくてもよくなります。

　一般的に血液灌流法はカルバマゼピン、フェノバルビタール、フェニトイン、テオフィリンによる中毒で考慮します。そして血液透析法はメタノール、エチレングリコールなどのアルコール類、アスピリンや、その他のサリチル酸、リチウムによる中毒で考慮します。

● 参考文献

　18）Ouellet G, et al. Semin Dial. 2014 Jul-Aug; 27(4): 342-9.

中毒診療の攻略法26

+ 透析の適応は、低分子量、低分布容積、低タンパク結合率
　→メタノール、エチレングリコール、アスピリン、
　　サリチル酸、リチウムで考慮
+ 血液灌流法なら上記を気にしなくて良いが、活性炭に吸着
　できる物質でなければ意味がない
　→カルバマゼピン、フェノバルビタール、フェニトイン、
　　テオフィリンで考慮

第6章

拮抗薬・解毒薬

6-1

拮抗薬・解毒薬は知っておく

　中毒治療をしていて悲しくなる瞬間でもあるのですが、多くの中毒原因物質にはあまり解毒薬や拮抗薬というものが存在しません。意外ですよね？　これはというものだけ覚えておいて、院内で使用可能かどうかということを知っておけば良いです。ぜひ知っておいてください。とはいえ、いきなり覚えろと言われてもなかなか覚えられないものだと思います。ここは、少しそれぞれのストーリーを大事にしましょう。薬毒物を、どのように解毒したり、拮抗させたりしているのかということを知ると、ちょっと知識に広がりが出て覚えやすくなります。様々な物質が中毒起因物質となりますが、作用機序は様々です。中毒起因物質そのものが体に害を及ぼすこともあれば、代謝産物が害を及ぼすこともあります。なので、治療法もターゲットが様々です。グループ分けしながら解毒・拮抗薬を整理していきましょう。

6-2

中毒起因物質や毒性代謝物の
受容体を阻害する

　このグループは中毒起因物質が薬理作用をする際に結合する受容体に、より親和性の高い物質を投入することで、毒性物質の効果を阻害するものです。ベンゾジアゼピン受容体に拮抗するフルマゼニル[19]（**イメージ図1**）、オピオイド受容体でアヘン誘導体（モルヒネやヘロインなど）と拮抗するナロキソンがそれに当たりま

す。また、有機リン中毒[20]ではアセチルコリンの分解酵素が阻害されアセチルコリン過剰状態となりますので、アセチルコリンが結びつくはずのムスカリン受容体に拮抗するアトロピンが治療薬になります。

● 参考文献

19）伊藤清美, 他. 薬物動態. 1994; 9(5): 580-587.
20）Eddleston M, et al. Lancet. 2008 Feb 16; 371(9612): 597-607.

中毒診療の攻略法27

✛ フルマゼニル：ベンゾジアゼピン受容体に拮抗。初回0.2mg
を静注し、覚醒が悪ければ0.1mgずつ追加投与

✛ ナロキソン：オピオイド受容体に拮抗。初回0.2mgを静注
し、効果が乏しければ0.2mgを追加投与

✛ アトロピン：ムスカリン受容体に拮抗。0.5mgを静注、効
果が乏しければ追加投与

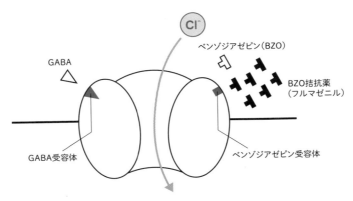

イメージ図1　ベンゾジアゼピン受容体拮抗薬

ベンゾジアゼピン（BZO）受容体にBZO系薬剤が結合すると、細胞内に塩化物イオン（Cl⁻）が流入する。フルマゼニルは受容体に蓋をしてベンゾジアゼピンが結合できなくさせる。

6-3

失活した酵素を再活性化させる

　前述の有機リン中毒などでは、アセチルコリンエステラーゼ（AChE）がリン酸化され失活してしまいアセチルコリンが過剰になってしまいます。この失活した酵素を再活性化させれば治療になるというものです[21]。有機リンに対してはヨウ化プラリドキシム（PAM）を投与すると酵素活性を取り戻すことができます。これは有機リンによりリン酸化されてしまったAChEのリン酸基をPAMが奪いとって、再度リン酸化されていないAChEができあがるという機序によって成り立ちます（**イメージ図2**）。理論的には効果があるはずで、WHOも使用を推奨しているものの、有効性については確たるエビデンスがないのが現状です。あと、PAMは急速投与で嘔吐を誘発するので注意してください。

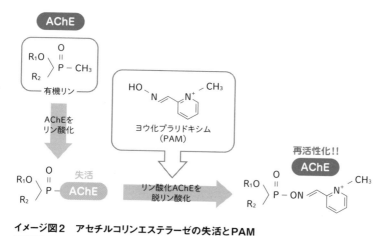

イメージ図2　アセチルコリンエステラーゼの失活とPAM

AChEは有機リンにリン酸化されて失活する。PAMはリン酸基をもぎ取って、AChEを再活性化させる。

その他、シアン化物や硫化水素では、ミトコンドリアのチトクローム・オキシダーゼが失活することが知られています。この酵素はグルコースからATP（アデノシン三リン酸）を産生する過程に必要なので、好気性代謝ができなくなり、エネルギーが枯渇してしまいます。シアン化物や硫化水素はチトクローム・オキシダーゼの活性中心のヘム鉄（Fe^{3+}）と結合して失活化させるので、ここからシアン化物イオン（CN^-）やスルフヒドリルイオン（HS^-）をひっぺがすと酵素活性を取り戻すことができます。ひっぺがすためには亜硝酸塩や亜硝酸ナトリウムを投与します。亜硝酸塩を投与すると赤血球のヘモグロビンに存在する2価鉄イオン（Fe^{2+}）が酸化されFe^{3+}となり、メトヘモグロビンが産生されます。メトヘモグロビンはCN^-やHS^-と親和性が強いので、チトクローム・オキシダーゼからこれらをひっぺがして再度活性を取り戻すことができます。

　また、シアン化物はヒドロキソコバラミンも治療薬になります[22)23)]。ヒドロキソコバラミンは分子の中心にコバルトイオン（Co^+）があり、このCo^+はCN^-と親和性がとても高いのです。シアン化物中毒でヒドロキソコバラミンを投与すると、もともとCo^+についていた水酸化物イオン（OH^-）とCN^-が交換され、シアノコバラミン（ビタミンB_{12}）となり排泄されます。副産物もほぼ無害というすばらしい治療薬です。ただし1本9万円で有効期限が3年間なので、どこの施設にも置けるかといったら難しい問題があります。もう一つ、チオ硫酸ナトリウムもシアン化物中毒の治療薬となりますが、チオ硫酸ナトリウムはCN^-をチオシアン酸イオン（SCN^-）に変換して無害化させます[24)]。なので、酵素からひっぺがして酵素活性を取り戻すほどの効果はありません。

● 参考文献

21) Eddleston M, et al. Lancet. 2008 Feb 16; 371(9612): 597-607.
22) Shepherd G, Velez LI. Ann Pharmacother. 2008 May; 42(5): 661-9.
23) Thompson JP, et al. Clin Toxicol (Phila). 2012 Dec; 50(10): 875-85.
24) Hall AH, et al. Ann Emerg Med. 2007 Jun; 49(6): 806-13.

中毒診療の攻略法28

+ PAM：有機リンに対して、2gを20〜30分かけて静注した あと0.5〜1g/hで点滴
+ 亜硝酸アミル：シアン化物や硫化水素に対して、0.25mL を吸入（2分ごと）
+ 亜硝酸ナトリウム：シアン化物や硫化水素に対して、3% 亜硝酸ナトリウム溶液10mLを3分かけて静注
+ ヒドロキソコバラミン（シアノキット®）：シアン化物に対 して、5g（1バイアル）を生食200mLに溶解し15分間以 上かけて点滴静注
+ チオ硫酸ナトリウム：シアン化物に対して、25%チオ硫酸 ナトリウム溶液50mLを10分以上かけて静注

6-4

中毒起因物質または毒性代謝物を 無毒化させる

　薬毒物や毒性代謝物と結合して、毒性を弱めたり、排泄を促進 させたりするものです。例えば、アセトアミノフェンに対するN- アセチルシステイン（NAC）。アセトアミノフェンは肝臓に行く とグルクロン酸抱合または硫酸抱合を受けますが、大量に摂取す

るとチトクローム P450酵素系で酸化され、N-アセチル-p-ベンゾキノンイミン（NAPQI）となります。NAPQIがたまると細胞タンパクのSH-基に結合し、細胞死を起こさせます。ここでNACを投与すると、NACは肝臓で代謝されシステインとなり、NAPQIとシステインが結合して無毒化させてくれます[25]。日本には静注薬はなく経口投与することになります。生ゴミみたいな臭いがするので、普通に飲むには根性が必要です。18回投与しなくてはならないので、経鼻胃管から投与するか、フレーバーをつけるか、とにかく頑張ってもらうか、工夫が必要です。

　ジメルカプロール（BAL：バル®）も毒性代謝物と結合するタイプの治療薬です。元々はイギリスでルイサイト（ヒ素化合物の化学兵器）の解毒剤として開発されたので、British Anti-Lewisiteの略称で「BAL」と呼ばれるようになりました。水銀やヒ素はジメルカプロールと親和性が高く、これを投与することで水銀やヒ素と結合し毒性を低下させます[26]（**イメージ図3／→P.66**）。鉛や銅にも使えます。毒性物質との複合体は尿から排泄されます。フッ化水素に対するカルシウムや、ヘパリンに対する硫酸プロタミンも同様の働きを持ちます。（全然関係ないですが、ヘパリンは牛や豚の腸粘膜から製造され、硫酸プロタミンは鮭の精巣から作られます。面白いですね。）

　ジゴキシンに対するジゴキシン抗体も複合体形成をして無効化する治療となりますが、国内では使用できないので覚えなくてもいいと思います。

　その他、役立つ情報としては、酸やアルカリを服用した時の牛乳ですね。アルカリはタンパク質を溶かしますが、牛乳を飲むことで牛乳のタンパク質や脂肪分と反応してくれ、胃粘膜の損傷を防ぐことが期待されます。酸も牛乳に含まれるミネラル分と反応

してくれるはずですし、単純に希釈されることを期待して服用すると良いと思われます。思われますというのは、動物実験でしかエビデンスがないのが現状だからです。他の有効な治療もないので、もし用意できるならコップ一杯程度を飲ませましょう。量が多いと嘔吐リスクが上がるかもしれません。

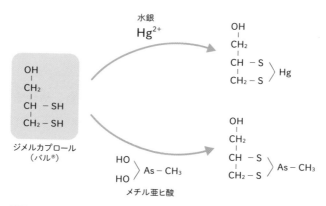

イメージ図3　ジメルカプロールと水銀・ヒ素

水銀やメチル亜ヒ酸が単体で存在すると有毒だが、ジメルカプロールと結合することで毒性を失う

● **参考文献**

25) Kanter MZ. Am J Health Syst Pharm. 2006 Oct 1; 63(19): 1821-7.
26) Kosnett MJ. J Med Toxicol. 2013 Dec; 9(4): 347-54.

中毒診療の攻略法29

✦ **N−アセチルシステイン**：アセトアミノフェンに対して、初回に140mg/kg、次いでその4時間後から70mg/kgを4時間ごとに17回、計18回経口投与

✦ **ジメルカプロール（バル®）**：水銀やヒ素に対して、初日は1回2.5mg/kgを6時間間隔で4回筋注、2日目以降6日間は毎日1回2.5mg/kgを筋注

+ カルシウム：フッ化水素に対して、8.5%グルコン酸カルシウムを5mL静注、その後症状とカルシウム濃度に応じて投与量を調節しつつ持続静注（局所症状にはグルコン酸カルシウムを溶かしたゼリーを塗布する方法もある）
+ 硫酸プロタミン：ヘパリン1000単位に対して、1.0〜1.5mL（10〜15mg）を投与
+ 牛乳：酸やアルカリに対して、コップ一杯（200mL程度）の牛乳を服用

6-5

毒性代謝物への代謝を抑制する

　中毒物質の中には、それそのものはそうでもないけれど、代謝物が毒性を持つものがあります。こうしたものは、毒性代謝物の産生を抑制することが重要になります。代表的な例は、メタノール。メタノールは分解されるとギ酸（HCOOH）を産生し、視神経、中枢神経、循環器系に毒性を発揮します[27]。同じくエチレングリコールは、グリコアルデヒド、グリコール酸、グリオキシル酸に分解されて毒性を発揮します[28]。失明、絶命の危険が生じますが、これらアルコール類やグリコール類はアルコール脱水素酵素により代謝されます。ここでエタノールを投与すると、アルコール脱水素酵素はエタノールと親和性が強いので、エタノールから分解しに行き、結果メタノールやエチレングリコールの代謝を抑制することができます[29]（**イメージ図4**／→P.68）。代謝産物を出させないのが治療というわけです。メタノールの治療は「酒」。面白いですね。最近、日本でもホメピゾール（4-metylpyrazole）の

使用が可能になりました。アルコール脱水素酵素に対する親和性は、エタノールの8000倍、メタノールの80000倍、エチレングリコールの800000倍という、フ○ーザ様のような薬剤です。大量のエタノールを使用するより安全に治療ができます。ただし1バイアルが10万円以上します。アルコールが自然に排泄されるまで投与し続けると時間も治療費もかかってしまいますので、代謝を防ぎつつ、透析で除去するなどの対応が望ましいと思います。

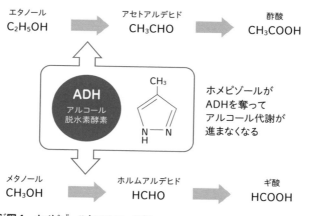

イメージ図4　ホメピゾールとアルコール類

● 参考文献
27）Blair AH, Vallee BL. Biochemistry. 1966 Jun; 5(6): 2026-34.
28）Pietruszko R. Biochem Pharmacol. 1975 Sep 1; 24(17): 1603-7.
29）Hantson P, et al. Intensive Care Med. 1999 May; 25(5): 528-31.

中毒診療の攻略法30

✦ **ホメピゾール：アルコールに対して、初回は15mg/kg、2回目から5回目は10mg/kg、6回目以降は15mg/kgを12時間ごとに30分間以上かけて点滴静注（透析を併用する場合は、4時間ごとに投与）**

毒性代謝物の代謝を促進する

　毒性代謝物が産生されてしまった時に、代謝を促す薬物を投与して、分解を促進させる治療法です。前述のメタノール中毒ではギ酸が産生されます。これに葉酸を加えることで、ギ酸が二酸化炭素と水に分解されるのを促進できるので、産生されてしまったギ酸に対する治療となります。

　もう一つの例としてメチレンブルーがあります[30]。これはメトヘモグロビンからヘモグロビンへの変換を促進させます（**イメージ図5**）。メチレンブルーは体内で還元酵素（NADPH：還元型ニコチンアミドアデニンジヌクレオチドリン酸）によりロイコメチ

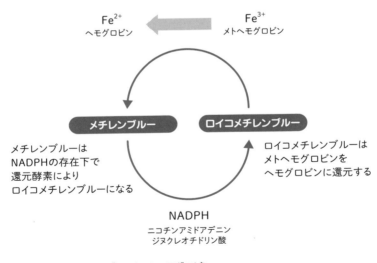

イメージ図5　メチレンブルーとメトヘモグロビン

レンブルーとなります。これがメトヘモグロビンの Fe^{3+} を Fe^{2+} に還元し、自らは酸化されてメチレンブルーに戻ります。NADPHがあればこの反応が繰り返されます。

● **参考文献**

30) Clifton J 2nd, Leikin JB. Am J Ther. 2003 Jul-Aug; 10(4): 289-91.

中毒診療の攻略法31

✦ **メチレンブルー：メトヘモグロビンに対して、1回1〜2mg/kgを5分以上かけて静注、投与1時間以内に症状が改善しない場合は同量を繰り返し投与**

6-7

中毒起因物質の排泄を促進する

　例えば一酸化炭素中毒（CO）における酸素投与。ヘモグロビンのCOに対する親和性は酸素の数百倍です。ヘモグロビンに結びついている酸素を追い出して、自らヘモグロビンと結合してカルボキシヘモグロビンとなります。これでは酸素が運搬されません。高流量酸素を流したり、高気圧酸素療法を導入したりすることで、COの代わりにヘモグロビンと結合する酸素を増やし、CO排泄を促します。また、尿のアルカリ化という面で、サリチル酸に対する炭酸水素ナトリウムが排泄促進に当たります。尿をアルカリ化するとサリチル酸は電離してイオン化します。イオン型のサリチル酸は尿細管での再吸収が阻害され、尿へ排泄されやすくなります。

あと、これは裏技的になりますが、局所麻酔薬中毒に対しての静注用脂肪乳剤投与があります。1998年にWeinberg[31]がラットの実験によりlipid rescueとして報告しました。薬剤を脂肪乳剤に囲い込ませ、脂肪に取り込ませることにより血中濃度を下げられるという理屈ですが、詳細ははっきりわかりません。他の脂溶性薬剤についても有効性が示唆されており、抗不整脈薬ではフレカイニド、プロパフェノン、抗精神病薬ではクエチアピン、セルトラリン、三環系抗うつ薬ではアミトリプチリン、その他カルシウム拮抗薬やβ遮断薬などでの効果が報告[32]されています。市販の脂肪乳剤をボーラス投与すれば良いので簡便ですが、肝障害やケトーシスがある状態では使えませんし、血栓症や静脈炎、脂肪塞栓、アレルギーといった副作用も考えなくてはなりません。推奨されるのは、局所麻酔薬による心停止に対する使用や、アミトリプチリンで致死的状況において他の治療が無効であった場合程度です。

● 参考文献
31）Weinberg GL, et al. Anesthesiology. 1998 Apr; 88(4): 1071-5.
32）Gosselin S, et al. Clin Toxicol (Phila). 2016 Dec; 54(10): 899-923.

中毒診療の攻略法32

- ✦ 炭酸水素ナトリウム：尿のアルカリ化目的に、1mEq/kgを投与し、尿pHが7.5〜8.0になるように調整する
- ✦ 脂肪乳剤：局所麻酔薬などに対して、1.5mL/kg/minで1分間持続静注し、その後0.25mL/kg/minで持続静注

6-8

中毒起因物質の薬理反応に対抗する

　前述のカルシウム拮抗薬やβ遮断薬は、大量服用で難治性の徐脈や低血圧を生じます。循環動態の改善を図ってアトロピン投与やカテコラミンを使用することになりますが、なかなか反応しない場合もあります。この場合グルカゴンが適応となります[33)-36)]。グルカゴンは解糖系を促進させる他、β_1-アドレナリン受容体複合体を形成するGタンパクに働きかけて、受容体をバイパスして直接作用することにより、アデニルシクラーゼを活性化し、細胞内でのcAMP産生を促します。cAMPはプロテインキナーゼAを活性化してL型Ca^{2+}チャネルを開放し、カルシウムは細胞内に流入します。まさにカルシウム拮抗薬やβ遮断薬と逆の作用を起こさせるわけです。β遮断薬内服中の人がアナフィラキシーになったらアドレナリンの効き目が低下しますが、このような時にもグルカゴンが使用できます。

● 参考文献
33) Weinberg GL, et al. Anesthesiology. 1998 Apr; 88(4): 1071-5.
34) Cave G, Harvey MG. Crit Care. 2014 Jul 30; 18(5): 457.
35) French D, et al. Clin Toxicol (Phila). 2011 Apr; 49(4): 340-4.
36) Finn SD, et al. Anaesthesia. 2009 Feb; 64(2): 191-4.

中毒診療の攻略法33

✦ グルカゴン：カルシウム拮抗薬やβ遮断薬に対して、1〜5mgを静注、その後5〜15μg/minで持続静注

　というわけで、まとめると以下のようになります（**表17**）。

表17　薬物中毒の解毒・拮抗薬

中毒起因物質	解毒・拮抗薬
ベンゾジアゼピン	フルマゼニル（半減期が短いので効果は乏しいです）
モルヒネ、ヘロイン	ナロキソン
有機リン	アトロピン、ヨウ化プラリドキシム（PAM）
シアン化物	ヒドロキソコバラミン、亜硝酸アミル、亜硝酸ナトリウム、チオ硫酸ナトリウム
硫化水素	ヒドロキソコバラミン、亜硝酸アミル、亜硝酸ナトリウム
アセトアミノフェン	N–アセチルシステイン
ジメルカプロール	水銀、ヒ素
フッ化水素	カルシウム
ヘパリン	硫酸プロタミン
酸・アルカリ	牛乳
メタノール、エチレングリコール	4–メチルピラゾール（ホメピゾール）、エタノール
メトヘモグロビン	メチレンブルー
一酸化炭素	酸素
サリチル酸	炭酸水素ナトリウム
キシロカイン、脂溶製剤	脂肪乳剤
カルシウム拮抗薬、β遮断薬	アトロピン、カテコラミン、グルカゴン

中毒診療の攻略法34

+ 拮抗薬の数は少ないのでできるだけ覚えておく

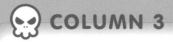

COLUMN 3

暴れる患者の鎮静法

　酩酊患者さんが暴れている時、どうやって鎮静したらいいのか、非常に悩ましいです。単施設研究ではありますが、737人の救急外来で暴れる患者さんに対して様々な鎮静薬を筋注し、15分後にどれだけ鎮静されたかを比較した研究[37]があります。

　使われた薬剤はハロペリドール5mg、ジプラシドン20mg（日本未承認）、オランザピン10mg、ミダゾラム5mg、ハロペリドール10mgです。対象となった737人のうち、88％が急性アルコール中毒患者だったようで、日本も米国も変わらないなと思わされます。気になる鎮静の効き具合ですが、ミダゾラムが最も効いたということです。7割程度の患者さんでAltered Mental Status Scaleが0点以下となったようです。Altered Mental Status Scaleは、反応性、話す様子、表情、開眼度合いから興奮鎮静具合を判定するものです。−4〜＋4までのスコアで、0点が正常、＋方向にいくほど興奮、−方向にいくほど鎮静されていることになります。ちなみに、「＋1」という状態は、暴れたり暴言を吐いたりするほどではないけど、不安そうだったりソワソワしているという程度です。つまり7割の患者さんがおとなしくなったということです。すごい。なお、ハロペリドールは5mg投与しても10mg投与しても4割程度しか鎮静を達成できず、オランザピンの方が効いたということでした。呼吸抑制など副作用の頻度も変わらないということです。暴れている人がいたら、ミダゾラムを筋注すると管理しやすいかもしれません。

●参考文献

37）Klein LR, et al. Ann Emerg Med. 2018 Oct;72 (4):374-85.

第7章

支持療法を行う

7-1

「ABCDE」に戻る

中毒診療の最初はABCDEアプローチでした（→P.6）。支持療法も基本的にはこれに従えば良いです。解毒・拮抗薬や排泄促進をしつつ、ABCDEのサポートを行いましょう。それに加えて、メンタル面のサポートも必要になってきます。というわけで、「ABCDEPアプローチ」になりますね。FからOはどこに消えたのかというツッコミはなしの方向でお願いします。

中毒診療の攻略法35

✦ **支持療法はABCDEP アプローチをしよう**

A：Airway→気道

B：Breathing→呼吸

C：Circulation→循環

D：Dysfunction of CNS→意識障害

E：Exposure and Environmental control→脱衣と体温管理

P：Psychiatric evaluation→精神科的評価

7-2

A（Airway：気道）の管理

初療で気管挿管していた場合や、その他気道デバイスの使用をしていた場合、その管理や抜管のタイミングを考えることになります。気管挿管はかなり負担が大きく侵襲も強い介入なので、意識障害がある場合でもしっかり鎮痛は考えてあげてください。寝

ているから鎮痛しなくていいやと思っていると、覚醒時に暴れたりして大変なことになります。

　では抜管はいつが良いかということですが、これは挿管した理由によります。挿管した理由が解決されたら抜管です。意識障害で舌根沈下しているということであれば、意識が改善したら抜管すればいいです。反射が弱まっているということであれば、反射が改善したら抜管すればいいです。人工呼吸が必要であるということであれば、人工呼吸が必要なくなるまで挿管しておけばいいです。ただ、注意しなくてはならないのは、急性中毒患者さんは誤嚥性肺炎のリスクがとても高いということです。咽頭反射の低下の他、咳嗽反射も低下しており、また体位変換もできないことも多く、嘔吐誤嚥に無防備な状態となります。化学物質を誤嚥すると、化学性肺臓炎も起こし得ます。しっかり覚醒したことを確認し、誤嚥リスクを評価することが重要です。決して薬物中毒患者さんの気道管理を甘く見ないほうがいいです。睡眠薬を大量に服用され救急搬送された患者さんなどは、病棟側から入院を嫌がられることも多く、救急初療室で目覚めるまで寝かせておくこともあるかもしれませんが、体位変換や吸痰を綿密にしないと、翌朝SpO_2が下がってきて結局帰れないということはよくあることです。

中毒診療の攻略法36

+ 抜管は挿管した理由が解決されたら行う
+ 意識が低下している場合は特に誤嚥に注意

B（Breathing：呼吸）の管理

　肺炎や、化学性肺臓炎が厳しく、酸素投与だけで管理できない場合には人工呼吸を要することもあります。人工呼吸管理については本題から外れてしまうので詳細には書きませんが、大量輸液をしてうっ血を招いたり、肺炎を合併したりすると無気肺形成をして離脱までの日数を長引かせることになるので、気道と循環の管理も含め、必要十分な治療を心がけることが大事です。肺炎予防に抗菌薬を投与する必要はありませんが、合併したらすぐ治療をしなくてはなりません。日々呼吸数や呼吸様式、換気能力をチェックしましょう。

中毒診療の攻略法37

- ✦ 肺のために水の入れすぎには注意
- ✦ 肺炎予防のための抗菌薬は必要ない
- ✦ 肺炎の早期発見を！（呼吸数と呼吸様式に着目）

C（Circulation：循環）の管理

　この段階においてはショック状態を切り抜けているはずですが、ここで気にかけてほしいのは電解質や水分の出口の問題です。場合によっては数日間寝たままで放置されていたというような症例も経験します。長時間の臥床に伴う筋挫滅や横紋筋融解症に伴う高カリウム血症、高ミオグロビン血症に注意を払いましょう。高

カリウムは不整脈、心停止を招きます。また高ミオグロビン血症では、急性尿細管壊死を起こし、急性腎不全となることもあります。この場合、透析が必要となります。数週間で腎機能は改善することがほとんどですが、できるなら腎不全、そして透析は避けたいところです。輸液を行い脱水は避けましょう。遅れて変化が出てくることもありますので、尿量に注意しつつ、血液検査で電解質やCPK値に着目して経過をみましょう。

中毒診療の攻略法38

+ カリウムやCPKの値に着目しておく
+ 尿が出ているかどうか着目しておく

7-5

D（Dysfunction of CNS：意識障害）の管理

意識障害を起こす、様々な原因を検討しましょう。他の原因の可能性が低ければ、最終的に意識障害はなんらかの中毒物質によるものと考えて良さそうですが、髄膜炎や内分泌疾患、脳卒中など、緊急性の高いものは見逃したくありません。古典的ですが「AIOEOTIPS」（**表18**／→ P.80）が網羅的で良いです。

もし意識障害が薬理反応によるものであれば、待つしかないことがほとんどです。ABCの管理を中心に、瞳孔径や種々の神経学的所見をチェックしつつ、薬理反応の推移を見守ります。注意しなくてはならないのは末梢神経障害です。長期臥床で筋挫滅症候群となり、コンパートメント症候群を合併することがあるのです

表18　意識障害の原因（AIUEOTIPS）

Alcohol	・急性アルコール中毒 ・ビタミンB1欠乏（Wernicke脳症）
Insulin	・低血糖 ・糖尿病性ケトアシドーシス ・高浸透圧性昏睡
Uremia	・尿毒症
Encephalopathy	・肝性脳症 ・高血圧性脳症
Endocrinopathy	・甲状腺クリーゼ、粘液水腫 ・副甲状腺クリーゼ（副甲状腺機能亢進） ・副腎クリーゼ
Electrolytes	・Na、K、Ca、Mgの異常
Opiate	・麻薬
Overdose	・薬物中毒
O_2 & CO_2	・低酸素血症 ・一酸化炭素中毒 ・高二酸化炭素血症
Trauma	・脳挫傷 ・急性硬膜下血腫 ・急性硬膜外血腫 ・慢性硬膜下血腫
Tumor	・脳腫瘍
Temperature	・低体温＆高体温
Infection	・頭蓋内感染症　・敗血症
Psychogenic	・精神疾患
Seizure	・てんかん
Stroke	・脳卒中、胸部大動脈解離、椎骨脳底動脈解離
Senile	・加齢変化（脳循環不全、脱水、心不全）
Shock	・ショック
Syncope	・失神

が、意識がない場合は発見が遅れることがあります。初期症状として末梢神経障害や疼痛が発生するはずなのですが、意識障害でこれらの症状がマスクされてしまうので、意識障害がある場合にはいつもより余計に体表面の観察をしましょう。

7-6

E（Exposure and Environmental control：脱衣と体温管理）の管理

　薬物中毒において体温管理が重要です。薬理作用で高体温になるものとしては、交感神経作動薬、抗コリン薬、抗ヒスタミン薬などが挙げられます。熱中症の診療にならい、できる限り早急に体温を39℃以下に下げるのが望ましいと思われます。輸液をして循環を維持しつつ、初療に続き「ぬるま湯霧吹き扇風機作戦」を行うか、氷嚢などを用いて冷却します。もし筋痙攣がある場合にはジアゼパムなどで痙攣を止めるのも有効です。その他、筋強剛があり悪性症候群が疑われるような場合ではダントロレンで筋弛緩を考慮しましょう。また、ミオクローヌスが見られる場合にはセロトニン症候群を疑います。この場合にはペリアクチン（シプロヘプタジン）の投与が有用とされます。ただし、ペリアクチンには抗セロトニン作用の他に抗コリン作用もあります。というわけで、抗コリン作用のために胃内容物が滞留してしまったり、体

温を上昇させてしまったりするかもしれない点は要注意です。

　低体温では循環抑制がかかり心停止に至る場合もあります。冬場に抗精神病薬を大量服用すると、shiveringの阻害が起こったり、寒冷環境下で長時間意識障害を起こし倒れていたりで、簡単に低体温になります。夏場でも低体温となることがあります。低体温の場合、まずは35℃を目指して復温を図ります。暖かい部屋で加温輸液の投与を行う他、人工呼吸で加温加湿された空気を送る、電気毛布で温めるといった手段を用います。重症の場合は、透析やECMOを利用した復温も検討します。こうした体温異常のコントロールが難しいと考えた場合は、高次医療機関への転送を考慮してください。

　二次被害予防もExposure and Environmental controlとして重要なことです。揮発性の中毒物質が疑われる場合には、医療従事者や他の患者さんへの曝露を避けなくてはなりません。完全防備で診療を行うなり、しっかり換気を行うなり、密室でその患者さんを隔離して診療するなりの対応が必要です。

中毒診療の攻略法40

+ 高体温では悪性症候群やセロトニン症候群を念頭におく
+ 低体温は積極的に加温を行う
+ 二次被害予防をしっかり行う

P（Psychiatric evaluation：精神科的評価）の管理

　救急医療に関わる人で、中毒診療をしたことがある人はおそらく全力で首を縦に振ると思うのですが、**急性薬物中毒の人の多くが自損行為です**。多くの人は処方されている睡眠薬を何錠も飲んで搬送されてしまいます。そして繰り返す人も後を絶ちません。自分が何度も診察したわけではなくても、過去のカルテを見ると同じことをやって搬送歴があり、「あらら一」と思わされることはよくあると思います。死にたいかというとそういうわけではなく、ストレスが強かったり、興味を引きたかったり、理由は様々と思いますが、なかなか睡眠薬の大量服用のみで死亡に至るというのはレアケースです。ABCDEアプローチを行い、誤嚥など起こさないように管理して、目覚めたら帰るということを毎度行うわけです。何度も搬送される人って、呆れられてぞんざいに扱われたり、それどころかお仕置き的に太めの胃管を入れられたり、尿道カテーテルを入れられたりという話をまことしやかに聞くのですが、何度も搬送されてしまうのは我々医療人のせいであるいう視点も大事です。中毒診療と精神科介入は切っても切れない関係にあるのですが、救急部門で働く多くのスタッフは精神科診療に明るくなく、精神症状への介入が難しいと思われており、余計に中毒診療が嫌われるきっかけになっているように思います。がっつり精神科診療について学ぶには紙面が少ないですし、僕もそこまで明るいわけではないので、ここでは、単純に次回同じことを起こさせないためにどうすれば良いかということを考えてみましょう。

7-8

再企図は負け

　救急対応で緊急度や重症度の評価が重要なのと同じように、精神科的評価でも緊急度や重症度の評価が重要になります。特に、自殺企図の有無については絶対に落としたくないところです。自殺企図がある場合は、緊急度と重症度が共に高いと思ってください。きちんと介入をしなくては、次回同じことを繰り返すだけではなく、エスカレートして本当に死んでしまいかねません。再企図は基本的に医療従事者の負けです。まずやることは、自殺企図の確認です。自らの意志で行った行為かどうかを明らかにし、強制された行為や不慮の事故ではないことがわかったら、次の6つのことをチェックします。

①明確な自殺の意図があったか？
②致死的な手段を用いたか？
③致死性の予測があったか？
④今回の行為とは別に自殺念慮が存在するか？
⑤遺書などから客観的に企図が確認されるか？
⑥計画性があったか？

　一つでも当てはまるなら、自殺企図症例として対応しなくてはなりません。基本的には帰宅ではなく、入院で管理するのが良いです。確実に精神科につなぐことができ、それまでの時間稼ぎもできます。私生活から隔離することで、精神的な安定をもたらすことも期待されます。自殺企図を確認したら、身体的な問題の大小に関わらず、入院を勧めましょう。

入院を拒否されたら

　入院を頑なに拒否された場合、強制的に入院させることは難しくなります※。仕方なく帰宅という選択肢を選ぶことになりがちです。しかし、この際には特に注意が必要です。以下のことを必ず考慮しましょう。

①絶対に一人にさせない（家族や友人の協力を得る）
②一人で帰ると頑なに通す場合は、自傷のおそれが高いものとして警察の介入を検討する
③精神科医の診察を受けさせる
④院内に精神科医がいなければ、かかりつけ精神科に経過報告書を持たせて即時受診させるか、かかりつけがなければ近隣の精神科へ紹介する

※家人の同意が得られた場合は、医療保護入院、警察や保健所と連携し、都道府県知事の命令や措置入院診察を依頼する場合もあります

中毒診療の攻略法41

+ 自殺企図の有無は確実にチェックする
+ できる限り精神科につなげる努力をする

精神科との連携をする

　精神科とのコラボレーションがうまくいっているという例はまだまだ少数派です。精神科医に対する愚痴めいた話もよく聞きます。「肝心な時に転院の受け入れをしない」とか「夜間は何もしてくれない」とか。普通に考えれば、身体的な問題を残したままで深夜に転院の依頼をしても、そりゃ断られるわけで。夜間に精神症状全開の患者さんの紹介があった時に、自分だったらすんなり受け入れられるかと考えてみれば、ハードルが高いことがわかりますよね？

　よくわからないから早くみてほしいという気持ちは高まると思いますが、多くの場合、そこまで介入は急ぎません。精神科疾患合併症例は大きく分けて次の3パターンです。

---

①もともと精神疾患がある人がたまたま急病や外傷で搬送される
②精神疾患がある人が身体疾患と見分けのつきにくい症状で搬送される（解離性障害や転換性障害※など）
③自損行為で救急搬送される

　　　　　　　　　　　　　　　※最近は変換性障害と言われています

---

　①は精神症状が問題になることはあまりありません。普通に診療すれば良いです。②は診察と検査で器質的病変を検索し、できるなら脳波検査まで施行した上で精神科の介入につなげるとスムーズです。③が問題になりますが、中毒診療を行う上で考えていることを実行すれば良いです。まずはとにかく救命を目指して「ABCDEアプローチ」。落ち着いたら自損行為の繰り返しを避けることを考えます。できれば朝まで経過観察するか、もしくは入

院を検討して、その後精神科へ送るのが良いです。精神科対応を急がなくても死なないので…。もし他害行為があれば即時警察や保健所の介入を考えるべきです。患者さんが暴れていれば鎮静も行う必要がでるかもしれません。自傷のリスクが高ければその時も即時警察介入を考えましょう。このあたりは後ほど「行政との協力」の部分（→P.89）で述べたいと思います。結局のところ、精神科につなげるまでの時間稼ぎをいかに安全に行うかということを考えるわけです。救急では重要な概念です。根治療法をする必要はないので、ちょっとハードルを下げて、「明日精神科に相談しようかな」くらいの時間感覚を持ちたいところです。一度精神科につなぐことができたら、精神科の様々な専門職種がチームとして、患者さんや家族の経済的問題や家庭環境などに介入し、再企図予防を行うように働いてくれます。

　精神疾患合併例の救急対応については、日本臨床救急医学会が「PEEC（Psychiatric Evaluation in Emergency Care）」という教育コースを開催しています。様々な症例に対して、多職種で問題解決を図るような学習機会です。一人で悩まず、みんなで解決していく過程を体験すれば、精神疾患を合併した患者さんへの向き合い方が変わると思います。ぜひ参加を検討いただければと思います。ガイドブックを読むだけでも大変勉強になります。

中毒診療の攻略法42

- ✦ 自傷他害リスクがある場合以外では身構えすぎない
- ✦ 自傷他害リスクが高い場合は迷わず警察にcall
- ✦ PEECコース受講を考えてみる

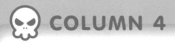

COLUMN 4

主訴：薬を盛られたかもしれない

　オリンピックの代表権を争うカヌーの選手が、ライバル選手のペットボトルに禁止薬物を入れ、陥れようとした事件がありました。この事件では同情的な反応がある一方で、被害者側にも薬を混入される可能性を認識して自己防衛する意識が欠落していたのではないかという厳しい声も挙がっていました。

　なんだか本当に世知辛い世界になってしまったなと感じました。トイレなどで席を離れた隙に薬物を混入されないよう、飲み物がグラスに残っていないようにしてから席を立つといった自己防衛法が紹介されることもあるそうですが、薬物を混入された時に「自己防衛する意識が欠落していたのではないか」なんて言われ始めたら世も末だなと思います。

　以前、明け方の外来に「薬を盛られたかもしれないので調べてほしい」という女性がいらっしゃったことがありました。男性とデートしていたところ途中から記憶がなく、朝起きたら性交渉した痕跡があったのだけれど全く身に覚えがないと。そこで、もしかしたら薬を飲まされたのではないかということで救急外来を受診されたのです。そんなことがあるのかと思ってしまったのですが、尿簡易検査キットを用いて検査をしたら、ベンゾジアゼピン系薬剤が陽性となりました。本人も驚いていましたが、僕も驚きました。「人から薬を盛られる」ということがこんな身近に潜んでいるのかとショックでした。

　二度とこんな主訴の人が来なければいいのにと願っています。

第8章

行政との協力

8-1

それはチクるといいことがあるのか

　悪いことをしたら、警察を呼ぶのが当然です。では、中毒物質が仮に違法薬物だった場合や違法薬物が疑われる場合はどうしましょうか？　すぐにチクりますか？　チクるとどうなるでしょうか？　ちょっと考えてみましょう。我々医療人が考えなくてはならない天秤は次の2点です。

> ①社会正義vs治療効果　　②守秘義務vs通報義務

8-2

社会正義vs治療効果

　我々医療人は社会が円滑にまわるように、一般人として社会運営に協力する必要があります。一方、職業人としてやらなければならないことがあります。根本的に、我々は患者さんの健康維持を考えなければなりません。それが社会の中での役割です。もし違法薬物使用が疑われる状況で、一般人なら警察に届け出るのが筋ですが、医療従事者は違法薬物使用疑いの患者さんをどうしたら良いでしょうか？　基本的には83ページで説明した通り、現状の中毒症状が安定するのを見届けつつ、再発防止をするというのが重要なことです。それでは、警察に通報すると、再発予防につながるでしょうか？　実は必ずしもそうではありません。例えば覚せい剤ですが、警察に届け出て、刑務所に入れて反省を促したところで、再発率はとても高いです。6割を超えるということで

す（『平成30年度版　犯罪白書』）。とりあえず警察に届け出ると
いうことで社会構成員としての役割を果たせるかもしれませんが、
医療者としてこれでは敗北です。地域の精神保健福祉センターを
紹介して相談にのってもらうか、そうしたノウハウがなければ精
神科に一旦対応を預けるのも良いかもしれません。タレントの田
代まさしさんも活動していた「DARC」のような民間薬物依存症
リハビリ施設もあります。どうにかして、社会全体で再発防止に
取り組む入り口に導きたいところです。警察は犯罪の取り締まり
はしてくれますが、依存症の治療をしてくれるわけではありませ
んので、これは重々理解しておきたいところです※。

※田代まさしさんは、再度、覚せい剤所持で逮捕されました。依存症治療が、い
　かに難しいかということを実感させられます。

中毒診療の攻略法43

✦ 中毒診療では犯罪者を処罰するより患者の治療を優先する
✦ 精神保健福祉センターと連携する

8-3

守秘義務 vs 通報義務

そもそも医療者には守秘義務があります。

刑法　第134条（秘密漏示罪）

　第1項「医師、薬剤師、医薬品販売業者、助産師、弁護士、
弁護人、公証人又はこれらの職にあった者が、正当な理由が
ないのに、その業務上取り扱ったことについて知り得た人の
秘密を漏らしたときは、6月以下の懲役又は10万円以下の罰
金に処する。」

では通報はどうなっているのかという点ですが、告発について『刑事訴訟法』に記載があります。

刑事訴訟法　第239条

　何人でも、犯罪があると思料するときは、告発をすることができる。

　官吏又は公吏は、その職務を行うことにより犯罪があると思料するときは、告発をしなければならない。

というわけで、告発は権利です。公務員の場合には犯罪があると思料する時には告発が義務付けられています。これは社会を円滑に回すためなので仕方ありませんが、当該行政機関の業務内容によっては、告発により社会の不利益が考えられる場合もあります。まさに薬物依存の治療がそれに当たると思います。公務員の告発義務については、守秘義務を優先できるような法律もありますので（『刑事訴訟法』第144条）、告発をしなくても直ちに法律に違反するものとはされていないというのが通説です。安心して患者さんの健康を第一に考えれば良いということです。

中毒診療の攻略法44

+ 犯罪があると思料する時でも守秘義務は優先して良い

届け出が決まっている場合もある

　麻薬中毒に関しては、都道府県知事に届け出ることが定められています（『麻薬及び向精神薬取締法』第58条）。これに含まれるのは、麻薬（モルヒネ、ヘロイン、コカインなど）、大麻、あへんの慢性中毒です。覚せい剤は別です[※]。麻薬中毒は急性中毒ではなく、依存症を指すので、救急で麻薬中毒を診断するのはなかなか難しいものがあります。明らかな離脱症状を呈していれば別かもしれませんが、僕もそこまでの麻薬中毒の人はみたことはありません。直ちに自信を持って届け出られるほど経験がないのでなんともかんともですが、やはり少し時間をかけて、精神科などのバックアップ体制も整えた上で診断につなげて、行政の適切な介入を行うのが良いのではないかと思います。

　あと違法薬物ではないですが、食中毒は最寄りの保健所長に届け出が必要です（『食品衛生法』第58条）。こちらは社会正義のために直ちに届け出てください。

| ※覚せい剤取締法では、覚せい剤使用に関して、通報の義務はありません

中毒診療の攻略法45

　✦ 麻薬中毒は都道府県知事に届け出る（診断は難しいですが）
　✦ 食中毒は最寄りの保健所長に届け出る

8-5

警察が証拠を求めている時は?

　よく問題になるのが、警察から尿検査の依頼がある時です。患者さん本人に検査をする気があって、患者さんがお願いしてきているのであれば全く問題ないのですが、患者さんが拒否的な態度の時は考えなくてはならない問題があります。まず、強制的な採尿は侵襲的行為なので、傷害になります。許可なく侵襲的な医療行為をすれば、それは傷害なのです。人権問題となるわけですが、きちんと裁判官が発行する捜索差押令状を持って医療機関に依頼していれば捜査の一環として妥当な行為と認められているので、警察から採尿の依頼があって患者さん本人が検査を拒否している時には、令状の存在を確認してください。

中毒診療の攻略法46

✦ 強制的な検査には捜索差押令状が必要

8-6

診察にならない時は?

　アレコレ言いましたが、あくまでも診察が可能な場合についてのことです。患者さんが暴れて他害リスクが高かったり、自傷リスクが高くずっとつきっきりにならなければならなかったりというような場合には診察ができません。患者さんの健康維持も大事ですが、その前に自分たちの命と健康も大事ですし、病院にいらっしゃる他の患者さんの安全も確保しなくてはなりません。興奮

＋少量の薬物服用＋自傷or他害のおそれというのはレアケースか
もしれませんが、あり得なくはありません。身の安全が確保でき
ないと思われる場合には、警察への通報を躊躇しないでください。
『精神保健福祉法』で、こういう時は警察がきちんと対応しなくて
はならないということになっています。

精神保健福祉法　第二十三条

　警察官は、職務を執行するに当たり、異常な挙動その他周
囲の事情から判断して、精神障害のために自身を傷つけ又は
他人に害を及ぼすおそれがあると認められる者を発見したと
きは、直ちに、その旨を、最寄りの保健所長を経て都道府県
知事に通報しなければならない。　　　　　　（警察官の通報）

　およそこういった場合には、医療保護入院か措置入院となるこ
とが多く、精神科医療につなげることはできます。

中毒診療の攻略法47

　＋自傷他害リスクが高い時には迷わず警察に相談

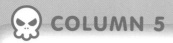

COLUMN 5

フグでゾンビ化

　フグに毒が存在することはよく知られています。今でも年に数例の死亡例が報告されています。種類によって有毒部位が異なり、素人が手を出すものではありませんが、素人調理で命を落とすことが多いようです。フグ毒の主な成分はテトロドトキシン。神経のNa^+チャネルに作用して、運動・知覚・自律神経の刺激伝導を遮断します。したがって、運動麻痺、知覚障害、自律神経障害の全てを起こします。最重症に至ると、徐脈、低血圧、意識障害を起こし、運動麻痺のため呼吸もできなくなってしまいます。自律神経障害から瞳孔も開いてしまうため、昔は死亡診断が誤ってなされたこともあったようです。ブードゥー教では仮死状態を意図的に作り出すゾンビパウダーとして、敢えてこれを利用していたということです。このように、薬理反応でバイタルサインが低下することがあるので、薬物中毒が疑われる時は脳死判定してはならないとされております[38]。重々承知しておいてください。

　最近ではゾンビ化の原因はウイルスとされており、ゾンビ映画をみても感染症映画の様相を呈しております。中毒物質がゾンビを作り出していたという原点に立ち返った硬派な映画はないものかと思います。ちなみに、テトロドトキシンは解毒拮抗薬がなく、分布容積も大きいので治療に難渋します。尿排泄されるまで、ABCの管理をいかにしっかり行うかがポイントとなります。中毒診療を制するものはゾンビ化を避けられるのです。

● 参考文献
38）Smith TC. BMJ. 2015 Dec 14; 351: h6423.

第9章

実践中毒診療：
急性アルコール
中毒診療

日本で多い急性アルコール中毒

　調査したわけではありませんが、麻薬が氾濫している国と違い、日本で救急搬送される中毒症例は急性アルコール中毒（主に飲酒が原因のエタノール中毒ですが、慣例的に「アルコール中毒」と呼びます）と睡眠薬、抗不安薬・抗幻覚薬などの向精神薬の大量服用が多くを占めていると実感しております。特に日本は飲酒について比較的社会が寛容です。急性アルコール中毒は中毒診療と切っても切れない関係にあります。

　急性アルコール中毒の診療は、他の中毒診療と比べるとやっかいです。というのも、アルコールそのものの薬理作用から体調が悪くなる他、飲酒により判断能力が低下するため、外傷リスクが高まったり、暴力事件に巻き込まれたりすることもよくある話だからです。酔っ払って道端で倒れている人が街にいますが、寝ているだけなのか、酩酊して意識障害が起こっているのか、頭部打撲して頭蓋内出血して意識障害が起こっているのか見た目には判断がつきません。かといって、そういう人を救急搬送しようとしても、病院に搬送するとトラブルを起こす可能性も高いので病院側は嫌がる場合が多いです。警察に保護を依頼しようにも、アルコール中毒以外の病気が隠れている可能性を医療者に検討してもらわなくては、警察も保護を躊躇します。重度酩酊状態でない場合も多いですが、その分、行き場を失った飲酒関連の救急は多く、社会のセーフティネットとして、酩酊患者さんとの付き合い方について真剣に考えなくてはなりません。

ありふれた中毒であり、非常に多くのエッセンスを含む急性ア
ルコール中毒の治療をこの本の7つの基本原則に当てはめて考え
て、中毒診療を実践的に考えてみましょう。一連の治療の流れが
認識できれば、だいぶ中毒診療に取り組みやすくなると思います。

急性アルコール中毒の治療

①ABCDEアプローチ

　中毒物質が何であれ、とにかく気道確保。意識障害があれば余
計にきちんと考えなくてはなりません。またエタノールの薬理作
用で呼吸抑制がくることがあるので、徐呼吸や無呼吸となるよう
であれば人工呼吸も導入しなくてはならないです。循環について
は、利尿作用から脱水に陥る場合があるので、ショック徴候に注
意しながら必要に応じて輸液を行います。意識障害はエタノール
の影響で起こりますが、前述の通り外傷やその他の意識障害をき
たす疾患との鑑別が必要です。外傷の痕跡を探しつつ、低血糖の
合併などを調べます。習慣飲酒や乱れたアルコールの使用（例え
ば、朝からアルコールを飲むなど）といったアルコール依存らし
き状況が疑われれば、チアミン投与も考えます。そして脱衣をさ
せつつ体温管理を行い、詳細な身体診察と検査につなげます。

②病歴聴取と身体診察（トキシドロームを参考に）

　誰か友人や家族などが一緒に来てくれていたらありがたい話で
す。本人の話は大体アテになりません。ただし、一緒に来た友人
も酩酊しているパターンも多く、誰の話もアテにならないという

状況もあり得ます。悲しい…。もし飲酒していない人がいて、ずっと患者さんを見てくれていれば、外傷やその他の疾患発症の可能性を検討しつつ話を聞くことができます。診察は「MATTERS」に則って行います（→ P.23）。

　いつからどのくらい飲んで、嘔吐したのか、周囲からの強要や自損目的の飲酒といった背景はなかったか、どんな症状を呈しているかということを念頭に問診と診察を行うわけです。急性アルコール中毒を示唆する所見としては、アルコール臭が有名です。本書でもアセトン臭を提示しました（→ P.27）が、実はアルコール自体にそんなに臭いがあるわけではなく、酒に含まれる様々な物質や代謝産物が臭いのもとになっています[39]。アセトアルデヒドやジアセチル、アセトインなどの不快な臭いに、アセタールなどの甘みを帯びた臭いが混ざって、最終的に「アルコール臭」と呼ばれるものになります。分解の早い人だとあまり臭わなかったり、飲んだお酒の種類によっても臭いが異なったり、個人差があるので注意しましょう。

　さて、エタノールのトキシドロームは難しいです。エタノールの分解産物のアセトアルデヒドに血管拡張作用があり、一時的に血圧低下を起こし、反射性の交感神経の賦活化から交感神経作動性のトキシドロームを呈する場合が多いです。したがって、血圧はなんとも言えず、脈拍は頻脈傾向となります。顔面は紅潮するはずで、場合によっては発汗を認めるかもしれません。呼吸数は当初多くなるかもしれませんが、高度酩酊状態であれば徐呼吸や無呼吸になってもおかしくありません。判断に難渋します。意識状態も、エタノールの濃度が低ければ興奮状態ですが、濃度が高

まると抑制がかかってきます。全くそれと異なるトキシドローム
を呈しているようであれば、何か別な薬物中毒を合併しているか
もしれないと考えますが、あまりにも瞳孔径や体温の変動が強い
場合など、状況は限られると思います。

● 参考文献
39）根来宏明. 日本醸造協会誌. 2016; 111(11): 694-700.

中毒診療の攻略法48

＋ トキシドロームを参考に、疑われる薬物の薬理反応を考え
ながら診察をする

③検査

血糖測定の他、血液ガス検査を行い、他の薬物中毒の可能性を
検討しましょう。血液ガス検査は、常習的な大量飲酒者において、
アルコール性ケトアシドーシスを発見するきっかけとなります。
血液ガス、やりましょう。その他、重要な検査は血液検査での浸
透圧ギャップです。実測の浸透圧と、「$2Na^+ + glucose/18 + BUN/2.8$」
で求められる予測浸透圧との差を計算します。それに4.6をかけ
ると大体のエタノール血中濃度がわかります。重要なのは、その
濃度と目の前の患者さんの症状が一致しているかどうかです（**表
19**／→P.102）。泥酔状態ではないにも関わらず意識状態が悪けれ
ば、他に意識障害の原因を考えなくてはなりません。頭部CT含
め、他の検査を追加していくことになります。

中毒診療の攻略法49

＋ 薬物濃度と症状が不一致なら他の原因を検討する

表19　血中アルコール濃度と症状

血中アルコール濃度	症状
20-50mg/dL	細かい運動調整能力の低下
50-100mg/dL	判断力低下、協調障害
100-150mg/dL	ふらつき、歩行障害
150-250mg/dL	無気力、介助なしでの起立困難
300-400mg/dL	意識低下
400mg/dL-	昏睡、呼吸抑制

④除染・体外排泄を考える

　残念ながら、エタノールを除染したり体外排泄を促進させたりする方法はありません。飲酒後1-2時間で消化管から吸収されるので、催吐や胃洗浄はリスキーなだけです。活性炭でも吸着できません。強制利尿も意味はありません。脱水状態に点滴したらちょっと楽になるかもしれませんが、どんどん尿からエタノールを排泄するということはできないです。ガンガン点滴を入れながら、無駄に太い膀胱留置カテーテルを挿入して戒めてやろうみたいなことも行われているとかいないとか…。やめてくださいね、本当に。透析であればエタノールは排泄されますが、まぁそこまでやるかどうか…。普通はしないです。メタノールや、その他の有毒なアルコール中毒の時は透析が良い適応です。

⑤あれば拮抗薬・解毒薬を使う

　残念ながら拮抗薬・解毒薬もありません。強いていうなら治療薬は「時間」でしょうか。肝臓が代謝してくれるのを待つしかありません。

⑥支持療法を行う

　急性アルコール中毒の治療はここに集約されます。気道管理の継続、肺炎・嘔吐誤嚥予防を行い、循環動態の管理を行います。長期臥床に伴う横紋筋融解も念頭におきましょう。そして神経診察を詳細に行い、意識障害を起こす他の病態の評価をしっかり行います。やはり「AIUEOTIPS」が網羅的で良いです。一通り可能性は検討しましょう。体温管理については、発見された環境にもよりますが、夏場は熱中症、冬場は低体温症を併発することがあります。深部体温測定も考慮して、必要ならしっかり復温してあげてください。

　さて、精神科的介入ですが、**自殺企図で大量飲酒した**ということであれば絶対に入院を考慮したいところです。確実に精神科につなげましょう。その他、常習的な大量飲酒をする人であれば離脱症候群に注意しなくてはなりません。米国ERにはビールが置かれ、依存症の人に渡しているという話を友人から聞いたのですが、日本の病院には大抵ビールはありません。できるなら予防的にジアゼパムを投与し離脱を防ぎつつ、依存症の治療につなげてあげたいです。ただし、アルコール依存症の治療はなかなかに困難です。保護入院や措置入院の適応となることはほとんどありません。本人の強い断酒の意志がなければ継続的治療ができません。なんとか家族などの協力を得ながら、本人に治療を促していく他ありません。

中毒診療の攻略法50

+ 離脱症状を起こす薬物に注意
+ 本人の治療意思を高めるような介入も必要

⑦行政との協力をする

　酩酊患者さんは暴言暴力のハイリスクです。暴れていて診察ができないということもしばしば経験します。そういう場合は鎮静が必要になることもあるでしょうけど、何をしているのかよくわからない状況になります。飲酒して暴れていれば、迷わず警察の介入を依頼してください。暴れていなくても、寝てしまって家に帰れなくなるということもよく経験します。付き添いがいなければどうしようもなくなってしまいます。この点、酩酊患者さんの搬送先が見つからないという社会的問題にもつながっています。

　もしリスキーな人が救急搬送されるということであれば、搬送前に、疾病・外傷がなかった場合きちんと警察に保護していただけるよう調整を得る方向で動いておいたり、すでに暴れている場合には警察同伴をお願いしたりといった対応を検討してください。行政と病院が連携して、酩酊者の健康を守るという前向きな気持ちで取り組まねばいつまでたっても酩酊者は放置されたままです。一応、酩酊者の保護については警察の仕事とされているので、関連する法律を挙げておきます。

警察官職務執行法　第三条

　警察官は、異常な挙動その他周囲の事情から合理的に判断して次の各号のいずれかに該当することが明らかであり、かつ、応急の救護を要すると信ずるに足りる相当な理由のある者を発見したときは、取りあえず警察署、病院、救護施設等の適当な場所において、これを保護しなければならない。

　一　精神錯乱又は泥酔のため、自己又は他人の生命、身体又は財産に危害を及ぼすおそれのある者　　　　　　（以下略）

> 「酒に酔つて公衆に迷惑をかける行為の防止等に関する法律」 第三条
> 　警察官は、酩酊者が、道路、公園、駅、興行場、飲食店その他の公共の場所又は汽車、電車、乗合自動車、船舶、航空機その他の公共の乗物（以下「公共の場所又は乗物」という。）において、粗野又は乱暴な言動をしている場合において、当該酩酊者の言動、その酔いの程度及び周囲の状況等に照らして、本人のため、応急の救護を要すると信ずるに足りる相当の理由があると認められるときは、とりあえず救護施設、警察署等の保護するのに適当な場所に、これを保護しなければならない。

中毒診療の攻略法51

╋ 酩酊患者では警察の介入閾値を下げよう

9-3
お話できない人の対応

　酩酊患者さんの対応はなかなかに大変な思いをすることも多々あるのですが、それでもお話ができる人はほとんど問題ありません。会話不可能な患者さんが、一人で搬送された場合などにはなかなか対応に苦労をします。全く意識がない昏睡状態であれば、この人は命を救ってほしいはずであるという原理に基づいて医療者側も無条件に救命処置を行います。ただ、昏睡状態とまではいかないにせよ、ただただ暴れていたり診療を拒否する人がいたりしたら、患者さんの自己決定権をどこまで考えるのかという難し

い問題に直面します。意識障害の患者さんの自己決定権については、『リスボン宣言』で以下のように述べられています。

「リスボン宣言」

a. 患者が意識不明かその他の理由で意思を表明できない場合は、法律上の権限を有する代理人から、可能な限りインフォームド・コンセントを得なければならない。

b. 法律上の権限を有する代理人がおらず、患者に対する医学的侵襲が緊急に必要とされる場合は、患者の同意があるものと推定する。ただし、その患者の事前の確固たる意思表示あるいは信念に基づいて、その状況における医学的侵襲に対し同意を拒絶することが明白かつ疑いのない場合を除く。

c. しかしながら、医師は自殺企図により意識を失っている患者の生命を救うよう常に努力すべきである。

　待っている猶予はないと判断できる場合ならば、本人の意思に関係なく推定同意のもとに治療を遂行してかまわないように思いますが、同意がないまま検査をするには、無理やり押さえ付けるか鎮静するかという処置が必要になります。しかし勝手なことをすると、後から「そっちが勝手に診療したのだからお金は払えない」と言われたり、「断ったのに無理やり侵襲的行為を行うのは傷害だ」と言われたりしかねません。同意がないのに侵襲を伴う処置を行うことは、確かに医療行為といえども傷害行為です。

中毒診療の攻略法52

✦ 意識障害があっても、できる限り治療の意思確認を行う

検査を拒否する患者さんに
検査をしなくても良いか?

　犯罪が関与しているなら警察が裁判所に捜索差押令状をとって強制検査ということはありますが、純粋に診療をどうするかというところには落とし込みにくいです。では検査を拒否しているからといってそのまま帰すかというと、そういうわけにもいかないです。意識が清明ではない患者さんは検査の必要性を理解しているとは言い難いので、意識が清明な状態になるまで待って検査の必要性を説くか、なんとか家族などを探して同意を得るかということになります。例えば、民事裁判で、「患者が診療を拒否しても、拒否することで被る害を理解するまで医師が説明する義務がある」とされた判例があります(東京地方裁判所　平成16年(ワ)第4384号　損害賠償請求事件　平成18年10月18日判決)。一方、酩酊して交通事故を起こして搬送された患者さんが、診療を拒否して帰宅後に死亡したという事件において、医師らは再三の説明をしたということが認められ、しっかりと説明をした上での拒否であり医師に過失は認められないとした地裁判例があります(札幌地方裁判所　平成10年(ワ)第2720号　損害賠償請求本訴事件　平成13年4月19日判決)。どこまでをしっかりとした説明とするかというのは神のみぞ知る(お上のみぞ知る?)ですが、毎度毎度、意思決定能力については考える必要があるのです。

✦ 診療を拒否される場合には、家族の協力も仰ぐ

✦ 再三の説明をしても拒否する場合には、その際に被る不利
益もしっかり説明する

✦ 意識障害があるなら、意識改善を待って説明する

CURVES

意思決定能力の有無を「CURVES」という頭文字で判断するやり方[40]（**表20**）があるので紹介しておきます。

表20　患者の意思決定能力を考えるCURVES

Choose	患者が様々な治療方針の中から自由に選択することができる
Understand	治療がもたらす害、利益や、代替手段、治療行為によってもたらされる変化を理解できる
Reason	介入の受け入れ、もしくは辞退の理由を適切に説明できる
Value	患者本人の価値判断基準と決定が矛盾していないか
Emergency	真に差し迫った状況か
Surrogate	代理人か本人の意思表明が記載された法的文書が存在するか

　最初の4つCURVを満たせない患者さんは、意思決定能力を有しているか怪しいと考えてください。満たせない場合は、満たされるようになるまで待つのです。生命維持の必要性をABCDEアプローチで評価しつつ、待つのです。命や身体の危険が差し迫っていて、代理人や本人の明確な意思表示がない場合は、診療方針

は現場の臨床医の判断に委ねられます。一人で対応するのは本当に大変だと思いますから、必ずこういう患者さんは何人かで一緒に対応して、しっかりとカルテ記載しておくことが肝心だと考えます。病院としての方針をみんなで考えるきっかけにしていただければ幸いです。

● 参考文献
40) Chow GV, et al. Chest. 2010 Feb; 137(2): 421-7.

中毒診療の攻略法54

✦ 意思決定能力の有無はCURVESで確認

おわりに

中毒診療を嫌わないでください

　よくわからない中毒診療の実態が少しでも伝わればと思い、本書を執筆しました。診療の流れの実際を意識し、各論的な薬理反応や、細かい中毒物質の話はそれほどしていません。辞書みたいな教科書が世の中にはたくさんありますので、もし興味があればそういった書籍を手にとってみてください。とても奥深い世界が広がっています。

　思いもよらぬことが起こるのが救急医療です。でも、7つの基本ルールを念頭に診療すれば、そこまで中毒診療に困ることはないのではないかと思います。設備の問題や、集中治療を行う場合など、一人の力でどうにかできる問題ではないことも多いですが、どうやったらスムーズに中毒診療を行うことができるかと前向きに考えていただければ幸いです。

　最後に、僕が中毒診療に興味を持ったきっかけと面白いと思っているポイントを書いておきます。まずきっかけ。僕が研修医の頃、誰が研修医で1年間に一番薬物中毒診療をしたかということを指導医が調べ、僕が年間80例程度の対応をしており、最も多く中毒診療をした研修医として表彰してくれました。その時にその指導医が中毒の教科書をプレゼントしてくれたのが興味を持ったきっかけです。当時の指導医とこの間飲んだ時にそのことを話したら「そんなことあったなぁ」と些細なことのように言われてし

まいました。「嘘だろ」と思いましたが、人生はそんな些細なきっかけで変わっていきます。この本が誰かのきっかけになったら嬉しいです。報告いただければ、「そんな本書いたなぁ」などという対応はとりません。

　そして中毒診療で面白いと思っているポイント。ややこしいことも多いのですが、基本的には薬理反応は正直ですし、どんな薬毒物の影響で、目の前の患者さんに変化が起こっているのかを考えるのが面白いのです。シャーロック・ホームズの気分です。本文中に登場した名探偵コ○ン君は「平成のシャーロック・ホームズになりたい」と言っていましたが、もう令和です。ぜひみなさんは令和のシャーロック・ホームズを目指してください。刻一刻と変化する病態に対応しながら真相に迫っていくプロセスには、短時間の間に急性期医療の全てが詰まっています。社会的問題を解決していく過程や、精神科との連携など、施設外との協力をしなくてはならない部分も多いのですが、一人で医療を行う時代ではありません。仲間を増やして、みんなで中毒診療を推進していただければと思います。中毒診療を敬遠する人が一人でも減ることを願っています。

謝辞

　執筆過程で、普段からお世話になっている精神科医の坂田幹樹先生に、多大なる助言をいただきました。感謝申し上げます。

中毒診療の攻略法のまとめ

第3章　病歴聴取と身体診察

第6章 拮抗薬・解毒薬

27 ▶ P.61
- フルマゼニル：ベンゾジアゼピン受容体に拮抗。初回0.2mgを静注し、覚醒が悪ければ0.1mgずつ追加投与
- ナロキソン：オピオイド受容体に拮抗。初回0.2mgを静注し、効果が乏しければ0.2mgを追加投与
- アトロピン：ムスカリン受容体に拮抗。0.5mgを静注、効果が乏しければ追加投与

28 ▶ P.64
- PAM：有機リンに対して、2gを20〜30分かけて静注したあと0.5〜1g/hで点滴
- 亜硝酸アミル：シアン化物や硫化水素に対して、0.25mLを吸入（2分ごと）
- 亜硝酸ナトリウム：シアン化物や硫化水素に対して、3%亜硝酸ナトリウム溶液10mLを3分かけて静注
- ヒドロキソコバラミン（シアノキット®）：シアン化物に対して、5g（1バイアル）を生食200mLに溶解し15分間以上かけて点滴静注
- チオ硫酸ナトリウム：シアン化物に対して、25%チオ硫酸ナトリウム溶液50mLを10分以上かけて静注

29 ▶ P.66
- N-アセチルシステイン：アセトアミノフェンに対して、初回に140mg/kg、次いでその4時間後から70mg/kgを4時間ごとに17回、計18回経口投与
- ジメルカプロール（バル®）：水銀やヒ素に対して、初日は1回2.5mg/kgを6時間間隔で4回筋注、2日目以降6日間は毎日1回2.5mg/kgを筋注
- カルシウム：フッ化水素に対して、8.5%グルコン酸カルシウムを5mL静注、その後症状とカルシウム濃度に応じて投与量を調節しつつ持続静注（局所症状にはグルコン酸カルシウムを溶かしたゼリーを塗布する方法もある）
- 硫酸プロタミン：ヘパリン1000単位に対して、1.0〜1.5mL（10〜15mg）を投与
- 牛乳：酸やアルカリに対して、コップ一杯（200mL程度）の牛乳を服用

30 ▶ P.68
- ホメピゾール：アルコールに対して、初回は15mg/kg、2回目から5回目は10mg/kg、6回目以降は15mg/kgを12時間ごとに30分間以上かけて点滴静注（透析を併用する場合は、4時間ごとに投与）

第7章　支持療法を行う

索引

著者
プロフィール

薬師寺 泰匡 （やくしじ ひろまさ）

2009年3月	富山大学医学部医学科卒業
2009年4月〜	岸和田徳洲会病院（初期臨床研修）
2011年4月〜	福岡徳洲会病院救急総合診療部
2013年8月〜	岸和田徳洲会病院救命救急センター
2015年7月〜	岸和田徳洲会病院救命救急センター救急科医長
2020年1月〜	薬師寺慈恵病院副院長、岡山大学高度救命救急センター非常勤医師
2021年1月〜	薬師寺慈恵病院院長

【専門】
救急診療（特に中毒、敗血症診療）

【資格】
日本救急医学会救急科専門医、日本中毒学会クリニカルトキシコロジスト、
ICLSディレクター、JATECインストラクター、MIMMSプロバイダー

【所属学会】
日本救急医学会、日本臨床救急医学会、日本集中治療医学会、日本中毒学会、
日本外傷学会、日本旅行医学会

【著書】
『@ER×ICU めざせギラギラ救急医』（日本医事新報社）など

やっくん先生の
そこが知りたかった**中毒診療**
～だから中毒診療はおもしろいんよ～

2020年2月15日　　第1版　第1刷 ©
2022年6月15日　　第1版　第2刷

著　者　　薬師寺泰匡　　YAKUSHIJI, Hiromasa
発行者　　宇山閑文
発行所　　株式会社金芳堂
　　　　　〒606-8425 京都市左京区鹿ケ谷西寺ノ前町34番地
　　　　　振替　01030-1-15605
　　　　　電話　075-751-1111（代）
　　　　　https://www.kinpodo-pub.co.jp/
組　版　　HON DESIGN
印刷・製本　モリモト印刷株式会社

落丁・乱丁本は直接小社へお送りください．お取替え致します．

Printed in Japan
ISBN978-4-7653-1805-1